艾灸

健体祛病大全书

李志刚 主编

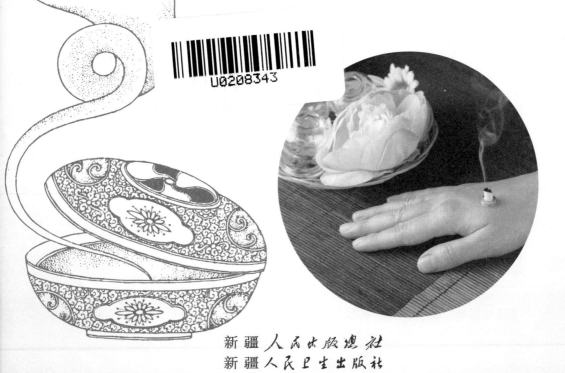

新疆人民出版总社
新疆人民卫生出版社

图书在版编目（CIP）数据

艾灸健体祛病大全书/李志刚主编. ——乌鲁木齐：
新疆人民卫生出版社,2015.5（2018.8重印）
ISBN 978-7-5372-6118-0

Ⅰ.①艾… Ⅱ.①李… Ⅲ.①艾灸 Ⅳ.①R245.81

中国版本图书馆CIP数据核字(2015)第048911号

艾灸健体祛病大全书
AIJIU JIANTI QUBING DAQUAN SHU

出版发行	新疆人民出版总社 新疆人民卫生出版社
责任编辑	张　宁
摄影摄像	深圳市金版文化发展股份有限公司
策划编辑	深圳市金版文化发展股份有限公司
封面设计	深圳市金版文化发展股份有限公司
地　　址	新疆乌鲁木齐市龙泉街196号
电　　话	0991-2824446
邮　　编	830004
网　　址	http://www.xjpsp.com
印　　刷	深圳市雅佳图印刷有限公司
经　　销	全国新华书店
开　　本	173毫米×243毫米　16开
印　　张	12
字　　数	200千字
版　　次	2015年5月第1版
印　　次	2018年8月第6次印刷
定　　价	24.80元

【版权所有，请勿翻印、转载】

{前言 Preface}

艾灸是我国传统中医源远流长的宝贵遗产，属于自然保健疗法，千百年来广泛流传于我国民间，由"家有三年艾，郎中不用来"，"一针二灸三用药"的说法，可见艾灸在传统医学中占有举足轻重的地位。

简单地说，艾灸就是用燃烧的艾草熏烤身体的局部，以达到治病养生目的的一种方法。它通过对人体穴位施灸，产生温热刺激作用，从而达到防病治病的作用，具有驱寒邪、补元阳、通经络、调正气的功效，配合经验组穴，对因为寒和气导致的多种现代疾病有非常好的效果。由于具有操作简单、适应症广、治疗费用低廉而且疗效显著等特点，所以深受中外患者的喜爱。

艾灸以有"长寿之草"之称的艾草为主要原料。明代医学家李时珍曾在《本草纲目》中记载："艾叶生则微苦太辛，熟则微辛太苦，生温熟热，纯阳也。可以取太阳真火，可以回垂绝元阳。服之则走三阴，而逐一切寒湿，转肃杀之气为融合。灸之则透诸经，而治百种病邪，起沉疴之人为康泰，其功亦大矣。"此外，艾草还有扶正辟邪的作用，古代人曾用它插于堂中，用以辟邪。

艾灸作为一种古老的防病治病方法，对很多疾病都具有很好的疗效。《灵枢·官能》中说："针所不为，灸之所宜。"艾灸方法还具有独特的找病功能，就是能在疾病尚未出现的时候发现疾病，符合目前"早诊断、早发现、早治疗"的医疗理念。通过艾灸的找病功能，可以让我们更早地发现疾病，防患于未然。

本书用通俗易懂的语言讲解了艾灸的医学理论，教给您简便、实用又有效的施灸防病、保健和治疗方法，让你学会扶正人体阳气，驱除体内寒邪、瘀滞的艾灸法。此书无论有无医学基础都可以轻松入门，为自己、为家人解急时之需、疗身体之疾，是您最实用、最有效、最直接的防病、治病"宝书"。

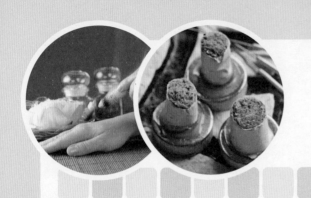

{目录 Contents}

第一章 祖先留给我们的养生祛病秘方——艾灸

第二章 家庭保健养生灸

成人保健

体质养生

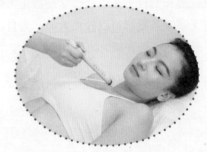

第三章 灸除百病，对症治疗

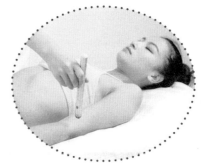

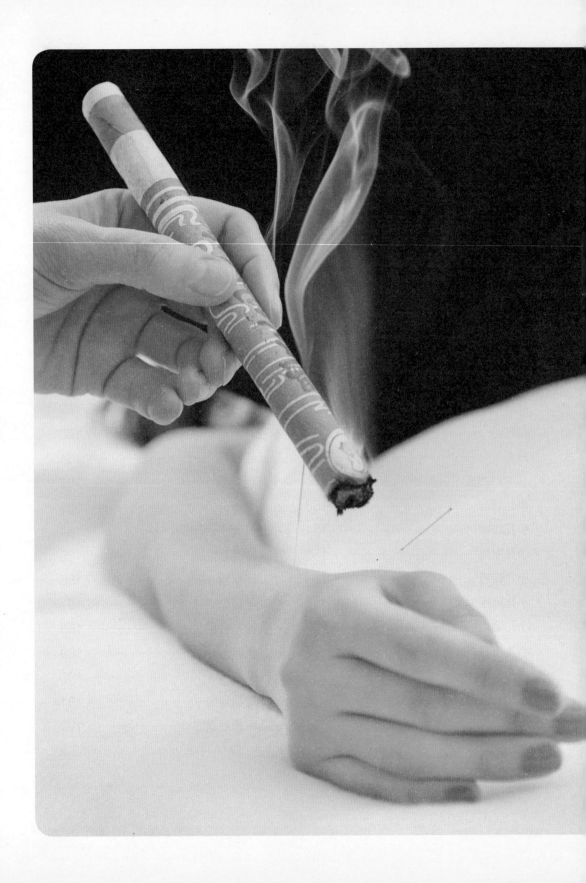

艾灸是点燃用艾叶制成的艾炷、艾条熏烤人体穴位的中医疗法，有温阳补气、温经通络、消瘀散结、补中益气的作用，适用于内科、外科、妇科、儿科、五官科疾病，范围十分广泛，在我国古代是治疗疾病的主要手段，在《扁鹊心书》中更有"保命之法：灼艾第一，丹药第二，附子第三"的说法，由此可见它在中医中的重要影响和作用。本章着重于对艾灸基础知识的介绍，包括艾灸疗法的起源和发展、艾灸的基础操作手法、艾灸的取穴要领、艾灸的适应证和禁忌证、艾灸的注意事项、艾灸后疾病好转的征象等内容，希望对读者施灸能起抛砖引玉的作用。

第一章

祖先留给我们的养生祛病秘方——艾灸

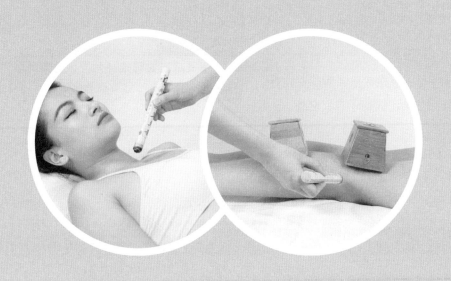

{艾灸疗法的起源和发展}

艾灸疗法历史悠久。数千年来，历代医家和劳动人民在与疾病斗争的过程中，积累了大量利用艾灸治疗疾病的临床经验，使灸疗逐步形成了系统理论。由于灸法成本低廉、操作方便，其适应证又很广，疗效显著且无副作用，既可祛除疾病，又能强身健体，所以数千年来深受广大人民群众的喜爱。

艾灸疗法具体起源于何时已无证可考，但因其用火，所以可追溯到人类掌握和利用火的旧石器时代。火的使用让人们认识到，用火适当熏烤或烧灼身体的某些部位，可以减轻或治愈某些病痛。于是，远古的先民就采取用火烧灼身体固定部位的方法治疗疾病，灸法从此也就产生了。后来，又经过不断实践，人们最终选用了既易点燃又有药理作用的艾草作为灸疗的主要材料，于是将这种方法称为艾灸。

关于艾灸疗法的记载可以追溯到殷商时代。在出土的殷商甲骨文中，有这样一个字：形象为一个人躺在床上，腹部安放着一撮草，很像用艾灸治病的示意。另外，长沙

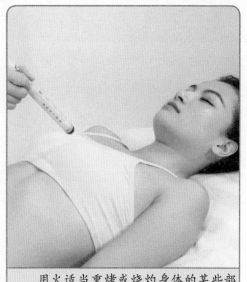

用火适当熏烤或烧灼身体的某些部位，可以减轻或治愈某些病痛。

马王堆出土的《五十二病方》也记载了许多灸法，其中有"以艾裹，以艾灸癫者中颠，令烂而已"的说法。同一时期，《黄帝内经·灵枢·官能》中亦有"针所不为，灸之所宜"的记载。施灸主要用艾绒，《孟子·离娄》篇中说："七年之病，求三年之艾，苟为不蓄，终身不得。"由此可见，在春秋战国时代，灸法已初具形态。

伴随着中医的发展，艾灸疗法也在不断完善。东汉医家张仲景，提出"阳证宜针，阴证宜灸"的见解。在《伤寒论》中，涉及有关灸法的内容12条，许多条文有"可火"、"不可火"的记载。三国时出现我国最早的灸疗专著——《曹氏灸经》，总结了秦汉以来灸法的经验。到两晋南北朝时期，灸法已被运用到预防疾病、健身强体等方

面，而此时瓦甑灸的发明，为日后的器械灸打下了基础。

到了唐代，医学家孙思邈提出采用灸法预防传染病，治疗某些热性病的理论，并开创了灸疗器械运用的先河；至此，灸法已发展成为一门独立学科，并有了专业灸师。宋元时期灸法备受重视，国家医疗机构——太医局设针灸专科。北宋灸学著作《铜人俞穴针灸图经》详细地叙述了经络、俞穴等内容；王惟一制造了两具我国最早进行针灸研究的人体模型——铜人，这些对经穴的统一、针灸学的发展起到了很大的促进作用。此时，人们还发明了利用毛茛叶、芥子泥、旱莲草、斑蝥等有刺激性的药物贴敷穴位，使之发疱，进行天灸、自灸的方法。

明代是针灸发展的高峰时期，《针灸大成》、《针灸大全》、《针灸聚英》等一批针灸著作相继问世。人们开始使用艾卷温热灸、桑枝灸、神针火灸、灯火灸、阳燧灸等灸法。后人将艾卷温热灸的艾绒中加进药物，发展成为雷火神针、太乙神针。

明末清初世乱纷纷，历朝名医编撰之典籍多数惨遭流落，针灸亦只在民间流传，至此灸法的发展进程遭受重大打击。时至清末，由于西方文化的流入，灸法陷入了停滞发展时期，但由于其简便安全，疗效卓著，因而得以在缺医少药的民间流传下来。

近年来，国内外出现了"中医热"、"针灸热"，艾灸疗法也随之复兴，并取得了长足的进步，出现了"燎灸"、"火柴灸"、"硫黄灸"等新灸法，发明了电热仪等各种现代灸疗仪器。同时，灸法在对休克、心绞痛、慢性支气管炎、支气管哮喘、骨髓炎、硬皮病、白癜风等疑难病症的防治中取得了较好的效果。艾灸还开始涉及减肥、美容等领域，备受医学界的注目。

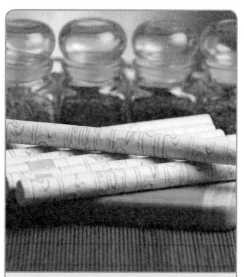

艾灸疗法作为我国医学的重要组成部分，自古以来也一直对世界医学有着深远影响，针灸先后传入了朝鲜和日本，后又传入亚洲其他国家和欧洲。迄今为止，全世界已有100多个国家和地区将我国的艾灸疗法作为解除患者病痛的治疗方法之一。作为我国的医学瑰宝，艾灸疗法也应走入寻常百姓家，为解除人们的病痛，造福于民创建奇功。

后人将艾卷温热灸的艾绒中加进药物，发展成为雷火神针、太乙神针。

{艾灸的3种基础手法}

目前现代人越来越注重保健、养生、防病，不像以前有病才去医治，这是未病先防的方法。但在我们保健养生的过程中，总有一些部位是药物达不到，针也不能企及的地方，那么人们就要寻求另外的方法。幸运的是，古人给我们留下了另一笔财宝——艾灸，艾灸疗效可以穿透机体的任何部位，与目前的养生理念是非常契合的。

1. 艾炷灸——"艾叶苦辛，能回垂绝之阳"

艾炷灸就是将艾炷直接或间接置于穴位上施灸的方法。那么，艾炷又是什么呢？其实，艾炷就是把艾绒做成的大小不等的圆锥形艾团。其制作方法也很简单：先将艾绒置于手心，用拇指搓紧，再放到平面桌上，以拇指、食指、中指捻转成上尖下圆底平的圆锥状。麦粒大者为小炷，黄豆大者为中炷，蚕豆大者为大炷。

在施灸时，每燃完一个艾炷，我们叫做一壮。施灸时的壮数多少、艾炷大小，可根据疾病的性质、病情的轻重、体质的强弱而定。根据不同的操作方式，艾炷灸可分为直接灸（着肤灸）和间接灸（隔物灸）两大类。一般而言，用于直接灸时，艾炷要小些；用于间接灸时，艾炷可大些。

直接灸

即把艾炷直接放在皮肤上施灸，以达到防病治病的目的。这是灸法中最基本、最主要且常用的一种灸法。古代医家均以此法为主，现代临床上也常用。施灸时多用中、小艾炷。可在施灸穴位的皮肤上涂少许石蜡油或其他油剂，使艾炷易于固定，然后将艾炷直接放在穴位上，用火点燃尖端。当患者有灼热感时，用镊子将艾炷夹去，再更换新艾炷施灸。灸治完毕后，可用油剂涂抹以保护皮肤。此法适用于

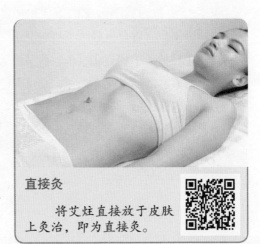

直接灸

将艾炷直接放于皮肤上灸治，即为直接灸。

一般虚寒证及眩晕、皮肤病等。

间接灸

即在艾炷与皮肤之间垫上某种药物而施灸，具有艾灸与药物的双重作用，加之本法火力温和，患者易于接受，故广泛应用于内科、外科、妇科、儿科、五官科疾病。间接灸根据其衬隔物品的不同，可分为多种灸法。

①隔姜灸：用厚约0.3厘米的生姜一片，在中心处用针穿刺数孔，上置艾炷放在穴位上施灸，病人感觉灼热不可忍受时，可用镊子将姜片向上提起，衬一些纸片或干棉花，放下再灸，或用镊子将姜片提举稍离皮肤，灼热感缓解后重新放下再灸，直到局部皮肤潮红为止。此法简便，易于掌握，一般不会引起烫伤，可以根据病情反复施灸，对虚寒病症，如腹痛、泄泻、痛经、关节疼痛等，均有疗效。

②隔蒜灸：取新鲜独头大蒜，切成厚约0.3厘米的蒜片，用细针于中间穿刺数孔，放于穴位或患处，上置艾炷点燃施灸。艾炷如黄豆大，每灸4~5壮更换蒜片，每穴1次灸足7壮。也可取适量大蒜捣成泥状，敷于穴上或患处，上置艾炷点燃灸之。本法适用于治疗痈、疽、疮、疖、蛇咬、蝎蜇等外伤疾患。

③隔盐灸：用于脐窝部（神阙穴）施灸。操作时用食盐填平脐孔，再放上姜片和艾炷施灸。若患者脐部凸起，可用水调面粉，搓成条状围在脐周，再将食盐放入面圈内隔姜施灸。本法对急性腹痛吐泻、痢疾、四肢厥冷和虚脱等证，具有回阳救逆之功。

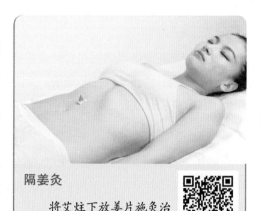

隔姜灸

将艾炷下放姜片施灸治病，即为隔姜灸。

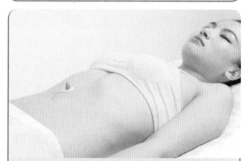

隔蒜灸

将艾炷下放蒜片对穴位予以灸治，即为隔蒜灸。

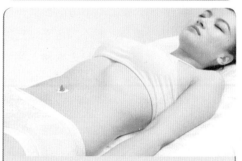

隔盐灸

用食盐填平脐孔，再放上姜片和艾炷施灸。

❷. 艾条灸——调整人体功能，提高身体抵抗力

艾条灸是将艾条点燃后在穴位或病变部位进行熏灸的方法，又称艾卷灸法。分为温和灸、雀啄灸和回旋灸三种。

温和灸

施灸者手持点燃的艾条，对准施灸部位，在距皮肤3厘米左右的高度进行固定熏灸，使施灸部位温热而不灼痛，一般每处需灸5分钟左右。温和灸时，在距离上要由远渐近，以患者能承受为度，也可用灸架将艾条固定于施灸处上方进行熏灸，可同时在多处进行灸治。本法有温经散寒、活血散结等作用，对于神志不清、局部知觉减退患者施灸时，术者可将另一只手的食、中两指分置于施灸部位两侧，通过手指感觉局部皮肤的受热程度，以便调节施灸距离，防止烫伤。

雀啄灸

施灸者手持点燃的艾条，在施灸穴位皮肤的上方约3厘米处，如鸟雀啄食一样做一上一下的活动熏灸，而不固定于一定的高度，一般每处熏灸3~5分钟。本法多用于昏厥急救及小儿疾病，作用上偏于泻法。注意向下活动时，不可使艾条触及皮肤，及时掸除烧完的灰烬，此外还应注意艾条移动速度不要过快或过慢，过快则达不到目的，过慢易造成局部灼伤及刺激不均，影响疗效。

回旋灸

施灸者手持燃着的艾条，在施灸部位的

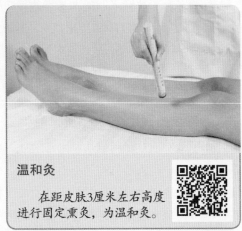

温和灸

在距皮肤3厘米左右高度进行固定熏灸，为温和灸。

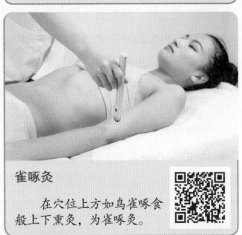

雀啄灸

在穴位上方如鸟雀啄食般上下熏灸，为雀啄灸。

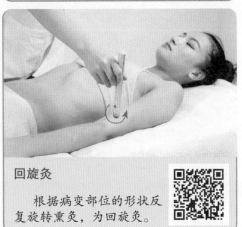

回旋灸

根据病变部位的形状反复旋转熏灸，为回旋灸。

上方约3厘米高度，根据病变部位的形状做速度适宜的上下、左右往复移动或反复旋转熏灸，使局部3厘米范围内的皮肤温热而不灼痛。适用于呈线状或片状分布的风湿痹痛、神经麻痹等范围稍大的病症。

3. 天灸——灸除"内毒"，一身轻松

天灸，近人称之为药物发疱灸，是用一些对皮肤有刺激性、能引起发疱的药物敷贴于穴位或患处的一种无热源灸法。敷药后能使局部皮肤潮红、充血，甚至起疱如火燎，故称发疱灸。天灸所用药物大多是单味中药，但也有用复方的。常用的有毛茛、大蒜、斑蝥、白芥子、巴豆、细辛、吴茱萸、甘遂、天南星、蓖麻子等数十种。下面为大家简单介绍几种常用的天灸方法。

白芥子灸

取白芥子末5～10克，用水或醋调为糊状，敷贴穴位上，再以油纸覆盖胶布固定；或取白芥子末1克，置于直径3厘米的圆形胶布中，直接贴在穴位上。敷灸2～4小时，以局部充血、潮红或皮肤起疱为度。可用于治疗关节痹痛、口眼㖞斜等。现在，临床常用复方白芥子敷灸治疗支气管哮喘和支气管炎。取白芥子、延胡索各21克，甘遂、细辛各12克，共研细末（为1人3次用量）。在夏季伏天每次取药末1/3量，用生姜汁调如糊膏状，并加麝香少许，分摊于6块直径3厘米的油纸上，敷于肺俞、心俞、膈俞处，用胶布固定，敷灸4～6小时。从初伏开始，每伏（10日）各敷灸1次，每年敷灸3次，连续治疗3年。

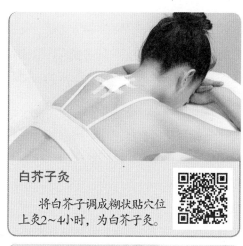

白芥子灸

将白芥子调成糊状贴穴位上灸2～4小时，为白芥子灸。

蒜泥灸

取紫皮大蒜适量，捣烂敷涌泉穴治疗咯血、吐血；敷合谷穴治疗扁桃体炎，敷鱼际穴治疗喉痹。一般敷灸1～3小时，以局部皮肤发痒、潮红或起疱为度。

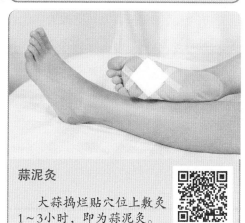

蒜泥灸

大蒜捣烂贴穴位上敷灸1～3小时，即为蒜泥灸。

{ 艾灸 取穴要领及适应证、禁忌证 }

采用灸法时，施灸穴位的选择，是以阴阳、脏腑、经络和气血等学说为依据的，其基本原则是"循经取穴"。在"循经取穴"的原则下，同时要结合病症反应局部取穴或对症取穴。这是灸法取穴的基本规则，可以单独使用或结合运用。

1. 艾灸的取穴要领

循经取穴

是以经络理论为依据的取穴方法。某一经络或脏腑有病，就选该经脉或所病脏腑本经取穴施灸，也可取表里经、同名经或其他经络的腧穴配合使用。例如胃痛灸足三里穴，心绞痛灸内关穴，都是在所病脏腑、经脉本经取穴。

局部取穴

是指用艾灸直接作用在病痛的所在位置或病痛临近之处取穴，以调整局部功能为主、提高全身功能为辅的取穴方法。局部取穴是根据每一穴位都能治疗所在部位的局部或邻近部位的病症这一特性，选取病症局部或邻近的穴位施灸。局部取穴具有改善病灶处血管和淋巴管的功能。凡是症状在体表表现明显的病症和较为局限的病症，均可使用此方法选取穴位，进行治疗。

随证取穴

亦叫对症取穴或辨证取穴，是指针对某些全身症状或疾病的病因病机而选取穴位。因为有许多全身性疾病难以判断病位，如失眠、昏迷等，不适合采用循经取穴和局部取穴的方

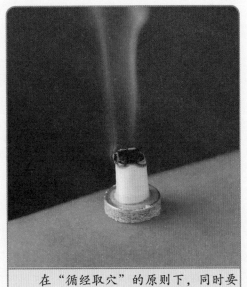

在"循经取穴"的原则下，同时要结合病症反应局部取穴或随症取穴。

法，此时就必须根据病症的性质进行分析判断，弄清病症所属脏腑和经脉，再按照随证取穴的原则选取适当的穴位进行治疗。以上3种方法既可单独应用，也可结合使用，还可针与灸并用，拔罐与灸法并用。

2. 艾灸适应证、禁忌证

艾灸适应证

①寒邪内伏：凡受寒、饮冷而致脘腹胀满、消化不良者，均宜灸之，可起温中散寒、调整脾胃的功能。

②气虚下陷：凡气虚下陷之症，如胃下垂、子宫下垂、脱肛等，均可施行灸法，可起温阳起陷、行气活血之效。

③寒热虚实：临床实践证明，灸疗法不但对阴症、寒症、虚症有效，而且对阳症、热症、实症也有效。如疔疮、疖肿、甲沟炎、痔疮等疾患，于初起时灸之，辄获良效。

④厥逆吐泻：灸疗对厥逆吐泻、脉微细弱者，颇有回阳救逆、镇吐止泻之效。

⑤暴病急症：《医学入门》里描述"凡病药之不及，针之不到，必须灸之"。例如霍乱吐泻、四肢厥冷、脉微欲绝者，中风脱症，小儿惊风，妇女崩漏，鼻出血等。这些暴急病症，均属灸治病例。

⑥诸虚百损：灸法不但能治疗急病症，而且还能治疗许多慢性疾患，例如子宫下垂、脱肛、肾虚泄泻等。

艾灸禁忌证

由于艾灸以火熏灸，施灸不注意有可能引起局部皮肤的烫伤，另一方面，施灸的过程中要耗伤一些精血，所以有些部位或有些人是不能施灸的，这些就是施灸的禁忌。古代施灸法，禁忌较多，有些禁忌虽然可以打破，但有些情况确实是应禁忌的。

①凡暴露在外的部位，如颜面，不要直接灸，以防形成瘢痕，影响美观。

②皮薄、肌少、筋肉结聚处，妊娠期妇女的腰骶部、下腹部，男女的乳头、阴部、睾丸等不要施灸。另外，关节部位不要直接灸。此外，大血管处、心脏部位不要灸，眼球属颜面部，也不要灸。

③身体发炎部位禁止采用艾灸的方法进行治疗，妇女经期忌灸。

④某些传染病、高热、昏迷、抽风期间，或身体极度衰竭，形瘦骨立等忌灸。

⑤无自制能力的人如精神病患者等忌灸。

{艾灸}时的注意事项

艾灸疗法既可治疗虚证、寒证，又可治疗热证、实证，对治疗内科、外科、妇科、儿科、耳鼻喉科、皮肤病科以及在预防疾病、延年益寿等方面，效果都很显著。艾灸疗法的治疗范围非常广泛，但在艾灸疗法的具体操作中，还应注意以下事项。

① 在施灸时要聚精会神，以免烧烫伤被灸者的皮肤或损坏被灸者的衣物。

② 对昏迷者、肢体麻木及感觉迟钝者和小儿，在施灸过程中灸量不宜过大。

③ 如果被灸者情绪不稳，或在过饥、过饱、醉酒、劳累、阴虚内热等状态下，要尽量避免使用艾灸疗法。

④ 被灸者在艾灸前最好喝一杯温水，水的温度应以略高于体温为宜，在每次灸治结束后还要再补充一杯60℃左右的热水（以水稍稍有点烫嘴为宜）。

⑤ 施灸的过程如果出现发热、口渴、红疹、皮肤瘙痒等异常症状时，一般不要惊慌，继续采用艾灸疗法灸治下去，这些症状就会消失。

⑥ 施灸的时间应该循序渐进，施灸的穴位也应该由少至多，热度也是逐渐增加的。

⑦ 被灸者在采用艾灸疗法治疗疾病的过程中，尽量不要食用生冷的食物（如喝冷水、吃凉饭等），否则会不利于疾病的治疗。

⑧ 施用瘢痕灸前，要争取被灸者的意见并询问被灸者有无晕针史。施灸的时间一般以饭后1小时为宜。

⑨ 在采用艾灸疗法治疗或保健时，如果上下前后都有配穴，施灸的顺序一般是先灸阳经后灸阴经、先灸背部再灸腹部、先灸身体的上部后灸下部、先灸头部后灸四肢，依次进行灸治。

⑩ 采用瘢痕灸治疗疾病时，半年或一年灸一次即可，其他灸法可每日或隔日灸1次，10次为一个疗程。

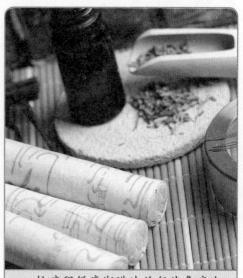

按疗程循序渐进地施行艾灸疗法，效果更显著。

{艾灸}后疾病好转的征象

艾灸是中医学中的一种防病治病、养生延寿的简便易行而又切实有效的方法。唐代医学家孙思邈在《千金要方》中说："宦游吴蜀，体上常须三两处灸之，勿令疮暂瘥，则瘴疠温疟之气不能着人。"清代吴亦鼎在《神灸经纶》中则说："夫灸取于火，以火性热而至速，体柔而用刚，能消阴翳，走而不守，善入脏腑。取艾之辛香作炷，能下二经、入三阴、理气血，以治百病，效如反掌。"由此可见艾灸既可治病，又可防病。

使用艾灸治疗疾病不同的人感觉也不一样。有的人感觉很明显，见效很快，有的人见效就很慢。灸感的强弱一般代表了经络的阻塞程度。有灸感、灸感强，说明自身的经络通畅，作用立竿见影；没有灸感也不是没有效果，而是表示经络中邪气瘀积严重，需要一点时间开瘀散阻，作用慢一些。那哪些是艾灸好转后的现象呢？如下列举。

① 灸时全身或半身出汗。此多虚多寒，属邪毒外排现象，2～5次施灸后可缓解。

② 灸时痒。多为风、为虚、为湿。

③ 灸时身体抖动。多为肝经问题，属经络不畅达的原因。

④ 灸时腿、肩颈、脚等冒风或冒凉气。为寒气或风气外排所致。

⑤ 灸时热量可达腹内或下肢。多为虚寒体质，为好转的表现。

⑥ 灸后有水疱。古称灸花，为湿气或其他毒素外排的表现。

⑦ 灸后局部起红疹。多在灸完2～3天后出现，多数属湿气外排的好转反应。

⑧ 灸后伤口处发痒、发红、发肿、化脓，属伤口处有湿热（或寒湿）外排现象。

⑨ 灸后膝盖处有向外冒风感或发麻感，属风邪（或湿气）外排现象。

⑩ 灸后不热，没有感觉。多为身体经络瘀阻不通，或身体非常好的表现。

⑪ 灸后腹泻，并无气虚的表现，属于排毒的反应。

⑫ 灸后便秘，多为气血虚或体内有热而产生，灸后多喝温水可缓解。

⑬ 灸后腰酸腰痛。属于"气冲病灶"的反应，多为身体有陈旧性损伤。

⑭ 灸后头晕、失眠。多为气血充足，上冲于头部的反应。

⑮ 灸后月经量过多或月经量过少。多为肝、脾、肾虚症不能固摄所致，灸后气血运行加快，会出现短暂的月经紊乱，随着灸疗过程身体脏腑功能增强，此症状消失。

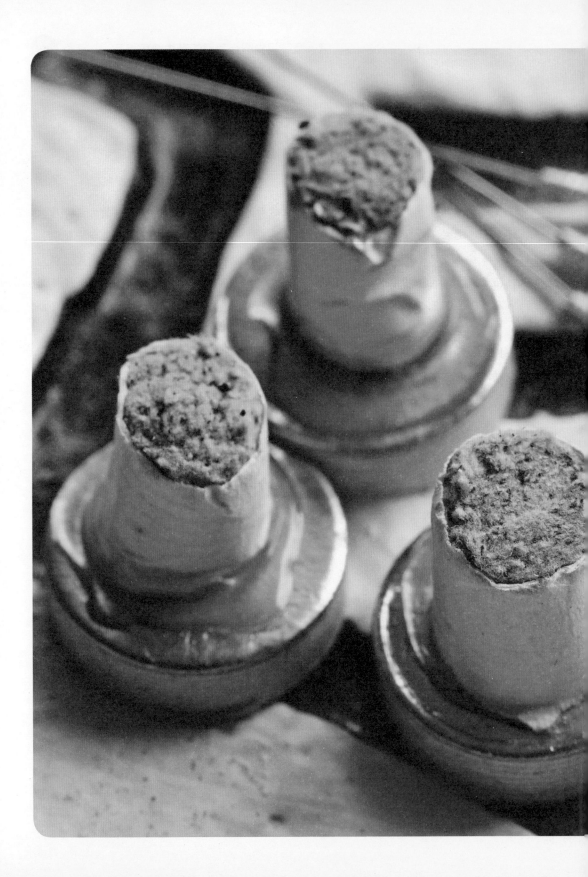

艾灸能舒经活络，对整个身体的调理起到一定的作用。采用不同的艾灸疗法，不仅能防病保健康，还可以起到美容养颜、延年益寿、安心养神等养生的作用。日常生活中，可根据疾病情况、人体素质和脏腑功能偏盛偏衰，以补偏救弊的原则，各有重点地择优使用。平常的健康养生灸，既无多大痛苦，又经济实用，长期坚持，可以提高身体素质，增进健康，其效果绝对不亚于服用保健品等，是目前安全、行之有效的保健养生方法之一。

第二章

家庭保健养生灸

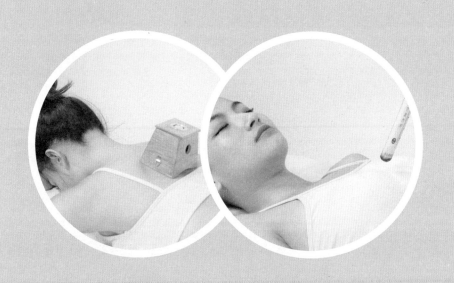

成人保健

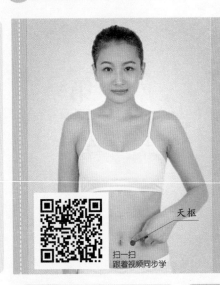

天枢

扫一扫
跟着视频同步学

清热泻火

○生活中，我们时常会因为火气旺盛而导致口腔溃疡、便秘等症状，俗称上火。引起上火的因素很多，情绪波动过大、中暑、嗜烟酒，过食葱、姜、蒜、辣椒等辛辣之品，或缺少睡眠等都会上火。研究表明：刺激人体穴位可以调节脏腑，活血化瘀，促进机体的疏导和泄泻，达到清热泻火的效果。

穴位　特效穴位包括天枢、足三里、大肠俞。再加上三阴交（见034页）、涌泉（见041页）效果会更佳。

1 首先灸这里 ▼ 天枢	2 其次灸这里 ▼ 足三里	3 最后灸这里 ▼ 大肠俞

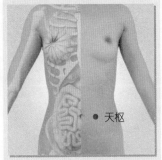

天枢

位于腹中部，距脐中2寸。

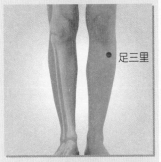

足三里

位于小腿前外侧，当犊鼻下3寸，距胫骨前缘一横指（中指）。

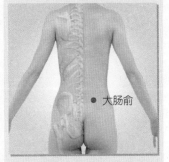

大肠俞

位于腰部，当第四腰椎棘突下，旁开1.5寸。

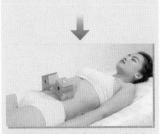

点燃艾灸盒灸治天枢穴10~15分钟，以皮肤温热潮红为度。

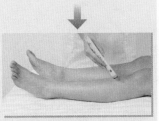

点燃艾条，用艾条温和灸法灸治足三里穴10分钟，以皮肤温热而无灼痛感为度。

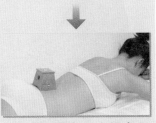

点燃艾灸盒灸治大肠俞穴10~15分钟，以皮肤出现红晕为度。

成人保健

养心安神

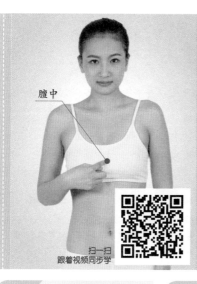

膻中

○焦虑、睡眠质量差以及精神恍惚等都与人的心态有着密切的联系，对工作和生活都会产生很严重的影响。研究表明：刺激人体某些穴位可以疏解心烦气闷，有助于睡眠，能达到安神的效果，有助于自己的身体健康。

扫一扫
跟着视频同步学

穴位　特效穴位包括心俞、膻中、神门。再加上内关（见051页）效果会更佳。

1 首先灸这里	2 其次灸这里	3 最后灸这里
心俞	**膻中**	**神门**

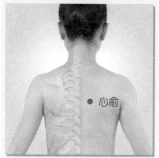

心俞

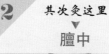

膻中

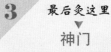

神门

位于背部，当第五胸椎棘突下，旁开1.5寸。

位于胸部，当前正中线上，平第四肋间，两乳头连线的中点。

位于腕部，腕掌侧横纹尺侧端，尺侧腕屈肌腱的桡侧凹陷处。

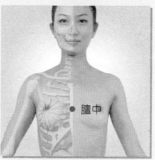

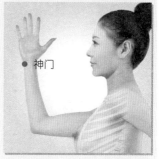

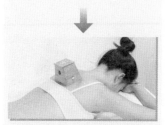

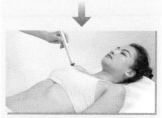

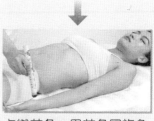

点燃艾灸盒灸治心俞穴10～15分钟，以皮肤温热而无灼痛感为度。

点燃艾条，用艾条温和灸法灸治膻中穴10分钟，以皮肤有红晕为度。

点燃艾条，用艾条回旋灸法来回灸治神门穴10～15分钟，以皮肤温热而无灼痛感为度。

太渊

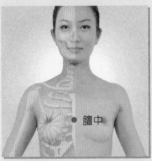

扫一扫
跟着视频同步学

宣肺理气

○肺病是目前临床上比较常见的疾病之一，是在外感或内伤等因素影响下，造成肺脏功能失调和病理变化的病症，经常会有咳嗽、流涕、气喘等。平时可以经常到空气新鲜的地方呼吸一下新鲜空气。研究表明：刺激人体穴位可以滋阴润肺、开瘀通窍、调理肺气，在预防肺部疾病方面有很好的效果。

穴位　特效穴位包括膻中、太渊、大椎。再加上足三里(见057页)、肺俞(见046页)效果会更佳。

1　首先灸这里
▼
膻中

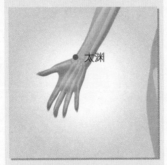

膻中

位于胸部，当前正中线上，平第四肋间，两乳头连线的中点。

↓

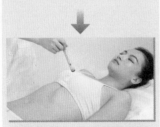

点燃艾条，用艾条悬灸法灸治膻中穴10分钟，以皮肤温热而无灼痛感为度。

2　其次灸这里
▼
太渊

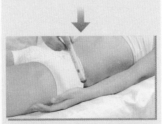

太渊

位于腕掌侧横纹桡侧，桡动脉搏动处。

↓

点燃艾条，用艾条温和灸法灸治太渊穴10分钟，以皮肤温热潮红为度。

3　最后灸这里
▼
大椎

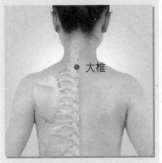

大椎

位于后正中线上，第七颈椎棘突下凹陷中。

↓

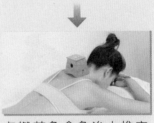

点燃艾灸盒灸治大椎穴10～15分钟，以皮肤温热潮红为度。

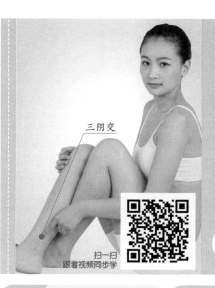

三阴交

扫一扫
跟着视频同步学

补肾强腰

○夜尿频多、失眠多梦、腰腿酸软、脱发白发、卵巢早衰等这些症状都是肾虚的表现。当人发生肾虚时，无论肾阴虚还是肾阳虚，都会导致人的免疫能力的降低。研究表明：刺激人体穴位可以疏通经络，调理人体内部的精气神，补充肾气，"肾气足"，则"百病除"。

穴位　特效穴位包括曲骨、三阴交、太溪。再加上中极(见079页)效果会更佳。

成人保健

---

1 首先灸这里 ▼ 曲骨

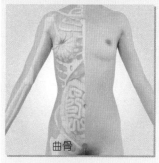

曲骨

位于下腹部，当前正中线上，耻骨联合上缘的中点处。

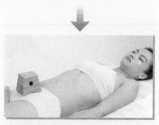

点燃艾灸盒灸治曲骨穴10～15分钟，以皮肤温热潮红为度。

---

2 其次灸这里 ▼ 三阴交

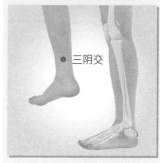

三阴交

位于小腿内侧，当足内踝尖上3寸，胫骨内侧缘后方。

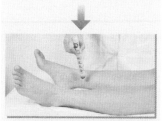

点燃艾条，用艾条悬灸法灸治三阴交穴10～15分钟，以皮肤温热而无灼痛感为度。

---

3 最后灸这里 ▼ 太溪

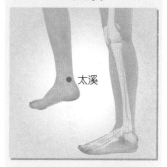

太溪

位于足内侧，内踝后方，当内踝尖与跟腱之间的凹陷处。

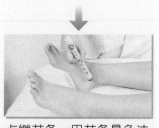

点燃艾条，用艾条悬灸法灸治太溪穴10～15分钟，以皮肤有红晕、热感上行为宜。

成人保健

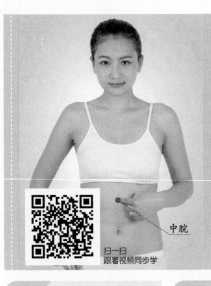

中脘

扫一扫
跟着视频同步学

丰胸美乳

○丰胸美乳是女性追求自身达到丰满、漂亮的一种手段。但现在社会由于信息泛滥，存在着很多良莠不齐、真假难辨的丰胸方法，操作不当或盲目跟进都有可能有反作用。研究表明：刺激人体某些穴位可以疏通经络，促进机体血液的流通，起到活血化瘀、丰胸通乳的效果。

穴位 特效穴位包括中脘、乳根、胃俞。再加上足三里(见022页)、三阴交(见025页)效果会更佳。

1 首先灸这里 ▼ 中脘

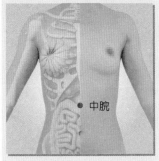

中脘

位于上腹部，前正中线上，当脐中上4寸。

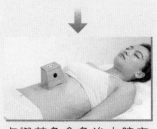

点燃艾灸盒灸治中脘穴10～15分钟，以患者感觉舒适、皮肤潮红为度。

2 其次灸这里 ▼ 乳根

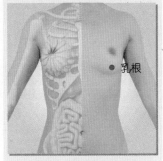

乳根

位于胸部，当乳头直下，乳房根部，第五肋间隙，距前正中线4寸。

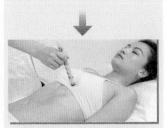

点燃艾条，用艾条温和灸法灸治乳根穴10分钟，以患者感觉舒适、皮肤潮红为度。

3 最后灸这里 ▼ 胃俞

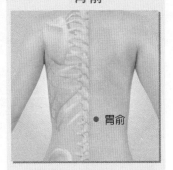

胃俞

位于背部，当第十二胸椎棘突下，旁开1.5寸。

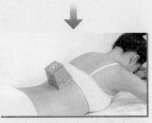

点燃艾灸盒灸治胃俞穴10～15分钟，以患者感觉舒适、皮肤潮红为度。

成人保健

瘦身降脂

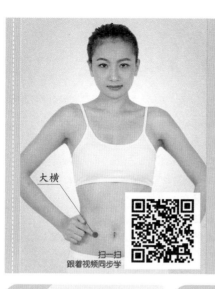

大横

扫一扫
跟着视频同步学

○物质生活的极大丰富，造成了现代人身体里面的能量摄入与能量消耗严重的不平衡。研究表明：刺激人体穴位可以舒经活络，加速体内脂肪的燃烧，促进新陈代谢，从而达到瘦身降脂的效果。

穴位　特效穴位包括大横、手五里、委中。再加上天枢(见022页)、曲池(见030页)、血海(见028页)效果会更佳。

1　首先灸这里 ▼ 大横

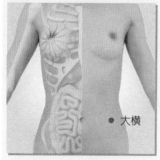

大横

位于腹中部，距脐中4寸。

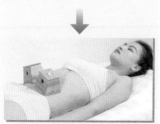

点燃艾灸盒灸治大横穴10～15分钟，以皮肤温热而无灼痛感为度。

2　其次灸这里 ▼ 手五里

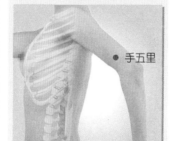

手五里

位于臂外侧，当曲池与肩髃连线上，曲池上3寸处。

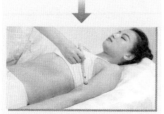

点燃艾条，用艾条回旋灸法灸治手五里穴10～15分钟，以穴位处皮肤出现红晕为度。

3　最后灸这里 ▼ 委中

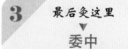

委中

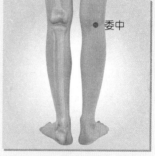

位于腘横纹中点，当股二头肌腱与半腱肌肌腱的中间。

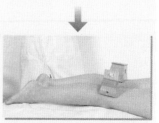

用艾灸盒灸治委中穴10～15分钟，以皮肤温热而无灼痛感为度。

成人保健

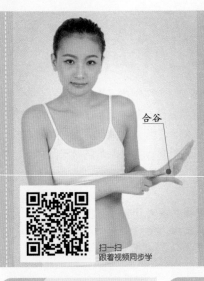

合谷

扫一扫
跟着视频同步学

调经止带

○每个月有那么几天，都是女性颇为烦恼的日子。有规律、无疼痛地度过了还算好，如果碰到不规律的时候，的确让女性朋友们十分烦恼。研究表明：刺激人体某些穴位可以行气活血，有效地改善女性痛经、带下病等病症。

穴位 特效穴位包括气海、合谷、血海。再加上中极(见079页)、足三里(见022页)、三阴交(见025页)效果会更佳。

---

1 首先灸这里 ▼ 气海

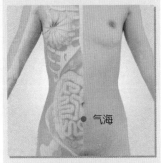

气海

位于下腹部，前正中线上，当脐中下1.5寸。

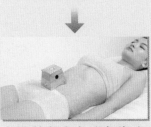

点燃艾灸盒灸治气海穴10～15分钟，以患者感觉舒适、皮肤潮红为度。

2 其次灸这里 ▼ 合谷

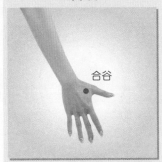

合谷

位于手背，第一、二掌骨间，当第二掌骨桡侧的中点处。

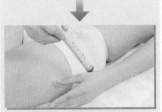

点燃艾条，用艾条温和灸法灸治合谷穴10分钟，以皮肤温热而无灼痛感为度。

3 最后灸这里 ▼ 血海

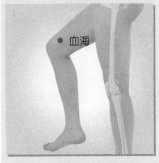

血海

屈膝，位于大腿内侧，髌底内侧端上2寸，当股四头肌内侧头的隆起处。

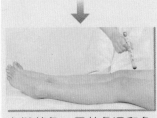

点燃艾条，用艾条温和灸法灸治血海穴10分钟，以患者感觉舒适、皮肤潮红为度。

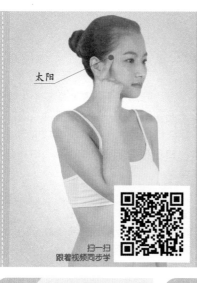

太阳

强身健体

○随着年龄的增长，人体的衰老迹象会日渐显现，免疫功能开始衰减，这时机体就会出现或多或少的问题。研究表明：刺激人体某些穴位可以调和脏腑，有效防治各种疾病，达到强身健体的效果。

扫一扫
跟着视频同步学

穴位 特效穴位包括太阳、气海、肾俞。再加上关元(见032页)、足三里(见022页)、三阴交(见025页)效果会更佳。

成人保健

---

1 首先灸这里
▼
太阳

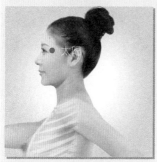

太阳

位于颞部，当眉梢与目外眦之间，向后约一横指的凹陷处。

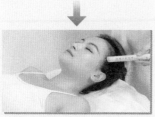

点燃艾条，用艾条温和灸法灸治太阳穴10分钟，以患者感觉舒适、皮肤潮红为度。

---

2 其次灸这里
▼
气海

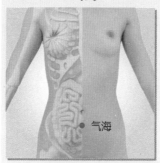

气海

位于下腹部，前正中线上，当脐中下1.5寸。

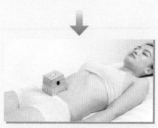

点燃艾灸盒灸治气海穴10～15分钟，以患者感觉舒适、皮肤潮红为度。

---

3 最后灸这里
▼
肾俞

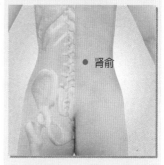

肾俞

位于腰部，当第二腰椎棘突下，旁开1.5寸。

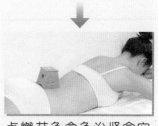

点燃艾灸盒灸治肾俞穴10～15分钟，以皮肤温热而无灼痛感为度。

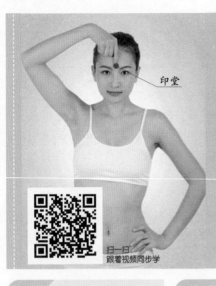

印堂

扫一扫
跟着视频同步学

美容养颜

○爱美是女人的天性，好气色能为女人增添不少光彩。我们常夸人"面带红光"，这便是一种气血充盈的外在表现。研究表明：刺激人体某些穴位可以调节相应的脏腑，起到改善皮肤微循环的作用，具有消斑、美肤的效果。

穴位 特效穴位包括印堂、四白、曲池。再加上下关(见068页)、颊车(见066页)、三阴交(见025页)效果会更佳。

1 首先灸这里 ▼ 印堂	2 其次灸这里 ▼ 四白	3 最后灸这里 ▼ 曲池

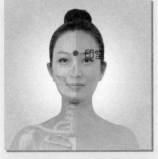
印堂

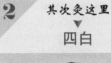
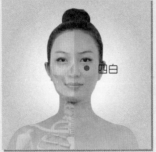
四白

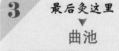
曲池
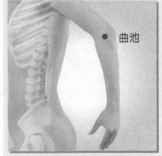

位于额部，当两眉头之中间。

位于面部，瞳孔直下，当眶下孔凹陷处。

位于肘横纹外侧端，屈肘，当尺泽与肱骨外上髁连线中点。

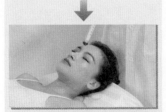

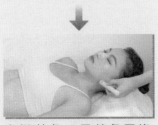

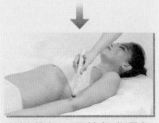

点燃艾条，用艾条雀啄灸法灸治印堂穴10分钟，至皮肤产生红晕为度。

点燃艾条，用艾条回旋灸法来回灸治四白穴、颊车穴10～15分钟，以皮肤温热潮红为度。

点燃艾条，用艾条雀啄灸法灸治曲池穴10分钟，以出现循经感传、气至病所为佳。

成人保健

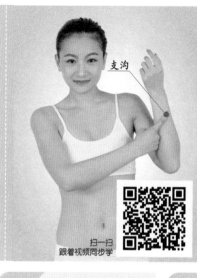

支沟

扫一扫
跟着视频同步学

排毒通便

○近年来，患便秘的中青年人呈明显上升趋势，工作压力大，心理上过度紧张，缺乏身体锻炼，都是导致便秘的主要原因。研究表明：刺激人体穴位可以调理肠胃，对防治便秘有良好的效果。

穴位　特效穴位包括支沟、上巨虚、大肠俞。再加上中脘(见039页)、天枢(见022页)、关元(见032页)效果会更佳。

1 首先灸这里 ▼ 支沟

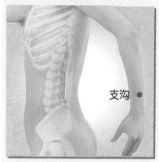

支沟

位于前臂背侧，当阳池与肘尖的连线上，腕背横纹上3寸，尺骨与桡骨之间。

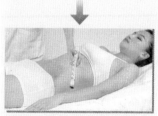

点燃艾条，用艾条温和灸支沟穴10分钟，以热感循经传导、气至病所为佳。

2 其次灸这里 ▼ 上巨虚

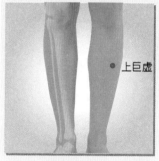

上巨虚

位于小腿前外侧，当犊鼻下6寸，距胫骨前缘一横指(中指)。

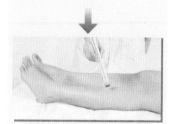

点燃艾条，用艾条温和灸法灸治上巨虚穴10分钟，以皮肤出现红晕为度。

3 最后灸这里 ▼ 大肠俞

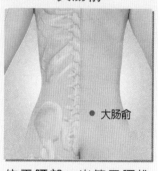

大肠俞

位于腰部，当第四腰椎棘突下，旁开1.5寸。

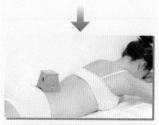

点燃艾灸盒灸治大肠俞穴10～15分钟，以皮肤出现红晕为度。

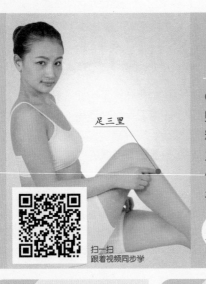

足三里

扫一扫
跟着视频同步学

成人保健

益气养血

〇气血对人体最重要的作用就是滋养。气血充足,则人面色红润,肌肤饱满丰盈,毛发润滑有光泽,精神饱满,感觉灵敏。若气血不足皮肤容易粗糙,发暗、发黄、长斑等。研究表明:刺激人体某些穴位可以疏导经络,利于机体内气血的运行,可以互相辅助脏腑的功能,达到益气养血的效果。

穴位 特效穴位包括膻中、关元、足三里。再加上气海(见029页)、三阴交(见025页)效果会更佳。

1 首先灸这里 ▼ 膻中

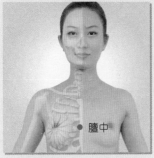

膻中

位于胸部,当前正中线上,平第四肋间,两乳头连线的中点。

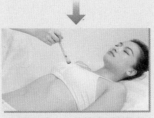

点燃艾条,用艾条雀啄灸法灸治膻中穴10分钟,以患者感觉舒适、皮肤潮红为度。

2 其次灸这里 ▼ 关元

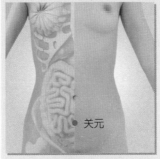

关元

位于下腹部,前正中线上,当脐中下3寸。

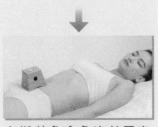

点燃艾灸盒灸治关元穴10~15分钟,以皮肤温热而无灼痛感为度。

3 最后灸这里 ▼ 足三里

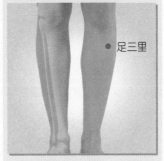

足三里

位于小腿前外侧,当犊鼻下3寸,距胫骨前缘一横指(中指)。

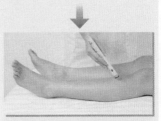

点燃艾条,用艾条温和灸法灸治足三里穴10分钟,以皮肤温热而无灼痛感为度。

降压降糖

○被称为"富贵病"的高血压、糖尿病，已是人类的"头号杀手"，在中国的十大死亡原因中，与高血压、高血糖相关的死亡人数占总死亡人数的27%。研究表明：刺激人体穴位，可以改善机体生理功能，使代谢系统恢复正常运作。

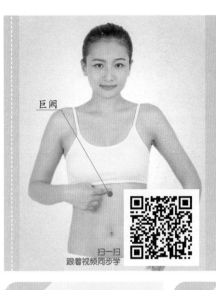

巨阙

扫一扫
跟着视频同步学

穴位 特效穴位包括巨阙、京门、胃脘下俞。再加上心俞(见023页)、膈俞(见048页)效果会更佳。

成人保健

---

1 首先灸这里 ▼ 巨阙

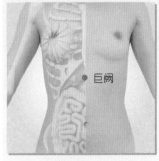

巨阙

位于上腹部，前正中线上，当脐中上6寸。

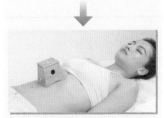

点燃艾灸盒灸治巨阙穴10～15分钟，以患者感觉舒适、皮肤潮红为度。

---

2 其次灸这里 ▼ 京门

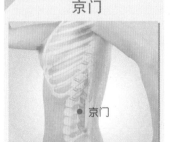

京门

位于侧腰部，章门后1.8寸，当第十二肋骨游离端的下方。

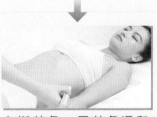

点燃艾条，用艾条温和灸法灸治京门穴10分钟，以皮肤耐受和出现红晕为度。

---

3 最后灸这里 ▼ 胃脘下俞

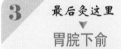
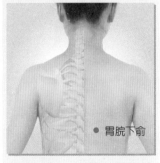

胃脘下俞

位于背部，当第八胸椎棘突下，旁开1.5寸。

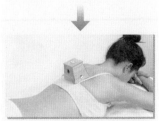

点燃艾灸盒灸治胃脘下俞穴10～15分钟，以患者感觉舒适、皮肤潮红为度。

成人保健

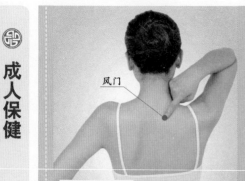

风门

消除疲劳

○造成身体疲劳的原因较为复杂。人经常疲劳主要是因为身体营养不均衡，免疫力低下所致。研究表明：刺激人体某些穴位可以通调气血，焕发身体活力，促进机体的修复功能，达到消除疲劳的作用。

扫一扫
跟着视频同步学

穴位 特效穴位包括风门、关元、三阴交。再加上肺俞(见046页)、肾俞(见029页)、足三里(见022页)效果会更佳。

1 首先灸这里 ▼ 风门	2 其次灸这里 ▼ 关元	3 最后灸这里 ▼ 三阴交

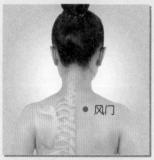

风门

位于背部，当第二胸椎棘突下，旁开1.5寸。

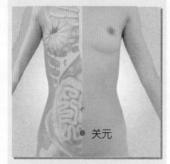

关元

位于下腹部，前正中线上，当脐中下3寸。

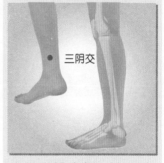

三阴交

位于小腿内侧，当足内踝尖上3寸，胫骨内侧缘后方。

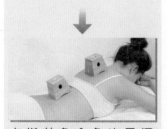

点燃艾灸盒灸治风门穴、肾俞穴10～15分钟，以皮肤出现红晕、有热感为度。

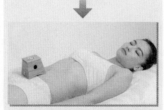

点燃艾灸盒灸治关元穴10～15分钟，以皮肤温热而无灼痛感为度。

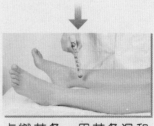

点燃艾条，用艾条温和灸法灸治三阴交穴10分钟，以皮肤温热而无灼痛感为度。

体质养生

痰湿体质

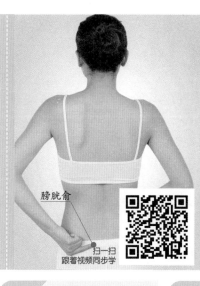

膀胱俞

扫一扫
跟着视频同步学

○痰湿体质的人的特征：多数容易发胖，而且不喜欢喝水；舌体胖大，舌苔偏后；女性常见的还有经迟、经少、闭经；经常胸闷、头昏脑涨、头重、嗜睡，身体沉重，惰性较大。

穴位

特效穴位包括下脘、三阴交、膀胱俞。再加上中脘(见039页)、气海(见029页)、关元(见032页)、脾俞(见036页)、肺俞(见046页)效果会更佳。

1 首先灸这里
▼
下脘

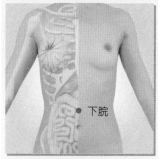
下脘

位于上腹部，前正中线上，当脐中上2寸。

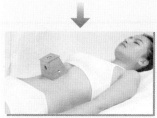

点燃艾灸盒灸治下脘穴10~15分钟，以皮肤温热而无灼痛感为度。

2 其次灸这里
▼
三阴交

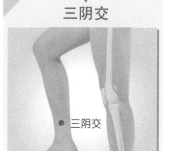
三阴交

位于小腿内侧，当足内踝尖上3寸，胫骨内侧缘后方。

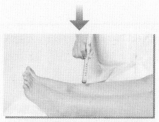

点燃艾条，用艾条悬灸法灸治三阴交穴10~15分钟，以皮肤温热而无灼痛感为度。

3 最后灸这里
▼
膀胱俞

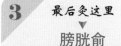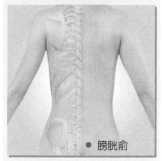
膀胱俞

位于骶部，当骶正中嵴旁1.5寸，平第二骶后孔。

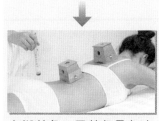

点燃艾条，用艾条悬灸法灸治膀胱俞穴，艾灸盒灸治脾俞穴、肺俞穴10~15分钟。

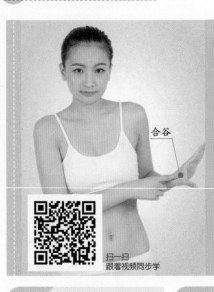

合谷

扫一扫
跟着视频同步学

阳虚体质

○阳虚体质会经常腹泻，最明显的早上五六点钟腹泻。阳虚体质者还常见头发稀疏，眼圈发黑，口唇发暗，舌体胖大娇嫩，脉象沉细。

穴位

特效穴位包括脾俞、神阙、合谷。再加上大椎(见024页)、心俞(见023页)、肾俞(见029页)、命门(见050页)、关元(见032页)、足三里(见022页)、三阴交(见025页)、太溪(见025页)效果会更佳。

---

1 首先灸这里 ▼ 脾俞

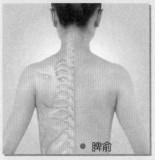

● 脾俞

位于背部，当第十一胸椎棘突下，旁开1.5寸。

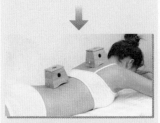

点燃艾灸盒灸治大椎穴、脾俞穴10~15分钟；以患者感觉舒适、皮肤潮红为度。

2 其次灸这里 ▼ 神阙

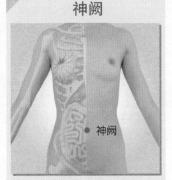

● 神阙

位于腹中部，脐中央。

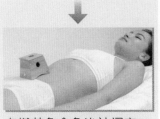

点燃艾灸盒灸治神阙穴、关元穴10~15分钟，以患者感觉舒适、皮肤潮红为度。

3 最后灸这里 ▼ 合谷

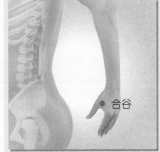

● 合谷

位于手背，第一、二掌骨间，当第二掌骨桡侧的中点处。

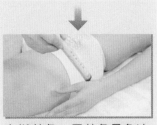

点燃艾条，用艾条悬灸法灸治合谷穴10~15分钟，以皮肤出现红晕为度。

体质养生

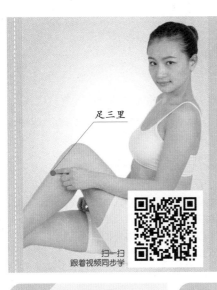

足三里

扫一扫
跟着视频同步学

阴虚体质

○阴虚体质，实质是身体的阴液不足。阴虚内热反映为胃火旺，能吃能喝，却怎么也不会胖，虽然看起来瘦瘦的，但是形体往往紧凑精悍，肌肉松弛。阴虚的人还会"五心烦热"——手心、脚心、胸中发热，但是体温正常。

穴位 特效穴位包括中脘、合谷、足三里。再加上气海(见029页)、关元(见032页)效果会更佳。

1 首先灸这里 ▼ 中脘

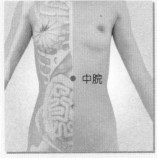

中脘

位于上腹部，前正中线上，当脐中上4寸。

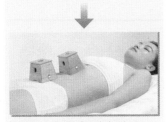

点燃艾灸盒灸治中脘穴、气海穴、关元穴10～15分钟，以患者感觉舒适、皮肤潮红为度。

2 其次灸这里 ▼ 合谷

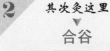
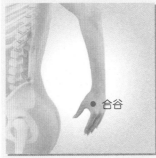

合谷

位于手背，第一、二掌骨间，当第二掌骨桡侧的中点处。

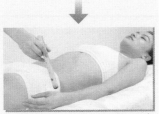

点燃艾条，用艾条悬灸法灸治合谷穴10～15分钟，以皮肤出现红晕为度。

3 最后灸这里 ▼ 足三里

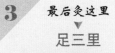
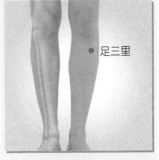

足三里

位于小腿前外侧，当犊鼻下3寸，距胫骨前缘一横指(中指)。

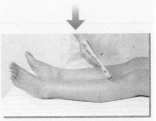

点燃艾条，用艾条悬灸法灸治足三里穴10～15分钟，以热感循经传导、气至病所为佳。

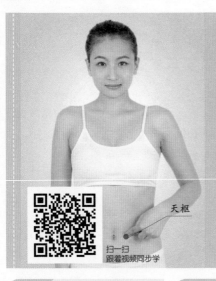

气虚体质

○气虚体质的人对环境的适应能力差，遇到季节转换容易感冒。脾气虚主要表现为胃口不好，饭量小，经常腹胀，大便困难。再则就是脾虚难化，表现为饭后腹胀明显，容易疲乏无力。

扫一扫
跟着视频同步学

穴位

特效穴位包括天枢、足三里、胃俞。再加上气海(见029页)、关元(见032页)、三阴交(见025页)、肺俞(见046页)、脾俞(见036页)效果会更佳。

---

1 首先灸这里 ▼ 天枢

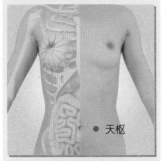

天枢

位于腹中部，距脐中2寸。

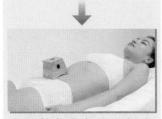

点燃艾灸盒灸治天枢穴10～15分钟，以皮肤温热潮红为度。

---

2 其次灸这里 ▼ 足三里

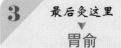
足三里

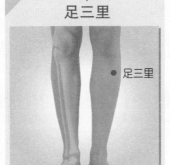

足三里

位于小腿前外侧，当犊鼻下3寸，距胫骨前缘一横指(中指)。

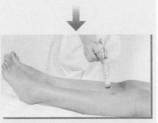

点燃艾条，用艾条悬灸法灸治足三里穴10～15分钟，以热感循经传导、气至病所为佳。

---

3 最后灸这里 ▼ 胃俞

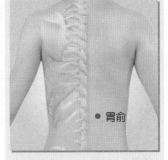

胃俞

位于背部，当第十二胸椎棘突下，旁开1.5寸。

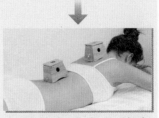

点燃艾灸盒灸治肺俞穴、胃俞穴10～15分钟，以患者感觉舒适、皮肤潮红为度。

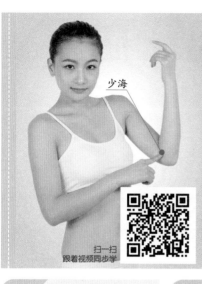

少海

扫一扫
跟着视频同步学

血瘀体质

○血瘀体质就是全身性的血液流畅不通，多见形体消瘦，皮肤干燥。血瘀体质者经常表情抑郁、呆板，容易健忘，记忆力下降。而且因为肝气不舒展，还经常心烦易怒。血瘀体质是由于长期七情不调、伤筋动骨、久病不愈而造成的。

穴位　特效穴位包括肝俞、中脘、少海。再加上大椎(见024页)、合谷(见041页)效果会更佳。

体质养生

1　首先灸这里
肝俞

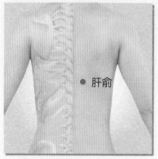

肝俞

位于背部，当第九胸椎棘突下，旁开1.5寸。

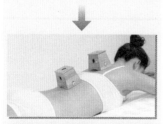

点燃艾灸盒灸治大椎穴、肝俞穴10~15分钟，以患者感觉舒适、皮肤潮红为度。

2　其次灸这里
中脘

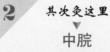

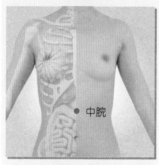

中脘

位于上腹部，前正中线上，当脐中上4寸。

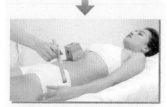

点燃艾灸盒灸治中脘穴15~20分钟，同时用艾条悬灸合谷穴，以患者感觉舒适、皮肤潮红为度。

3　最后灸这里
少海

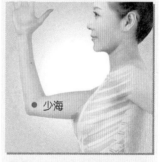

少海

屈肘，位于肘横纹内侧端与肱骨内上髁连线的中点处。

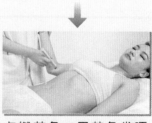

点燃艾条，用艾条雀啄灸法灸治少海穴10~15分钟，以患者感觉舒适、皮肤潮红为度。

体质养生

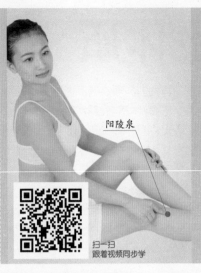

阳陵泉

扫一扫
跟着视频同步学

气郁体质

○中医认为，气郁多由忧郁烦闷、心情不畅所致。气郁体质者平素性情急躁易怒，或忧郁寡欢，一旦生病则胸胁胀痛，胃脘胀痛，泛吐酸水，呃逆嗳气，体内之气逆行，头晕目眩。

穴位 特效穴位包括中脘、胆俞、阳陵泉。再加上天枢(见022页)、膻中(见023页)、肺俞(见046页)、肝俞(见039页)、足三里(见022页)效果会更佳。

1 首先灸这里 ▼ 中脘

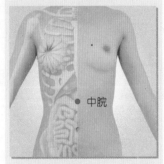

中脘

位于上腹部，前正中线上，当脐中上4寸。

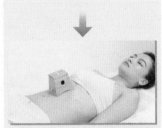

点燃艾灸盒灸治中脘穴10~15分钟，以患者感觉舒适、皮肤潮红为度。

2 其次灸这里 ▼ 胆俞

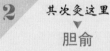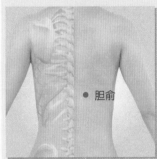

胆俞

位于背部，当第十胸椎棘突下，旁开1.5寸。

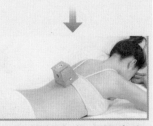

点燃艾灸盒灸治胆俞穴10~15分钟，以患者感觉舒适、皮肤潮红为度。

3 最后灸这里 ▼ 阳陵泉

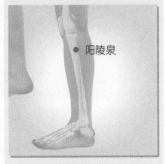

阳陵泉

位于小腿外侧，当腓骨头前下方凹陷处。

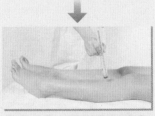

点燃艾条，用艾条回旋灸法灸治阳陵泉穴10~15分钟，以皮肤温热而无灼痛感为度。

体质养生

湿热体质

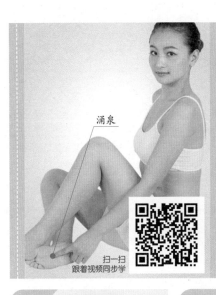

涌泉

扫一扫
跟着视频同步学

○通常所说的湿热多指湿热深入脏腑，特别是脾胃的湿热，可见脘闷腹满，恶心厌食，便溏稀，尿短赤，舌质偏红，舌苔黄腻，脉濡数。湿热体质者性情急躁、容易发怒，不能忍受湿热环境，易患黄疸、火热症、痈疮和疖肿等病症。

穴位　特效穴位包括大椎、合谷、涌泉。再加上气海(见029页)、关元(见032页)、足三里(见022页)效果会更佳。

1 首先灸这里 ▼ 大椎

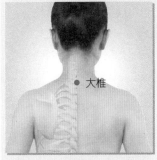

大椎

位于后正中线上，第七颈椎棘突下凹陷中。

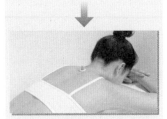

用艾炷隔姜灸法灸治大椎穴10～15分钟，以皮肤温热而无灼痛感为度。

2 其次灸这里 ▼ 合谷

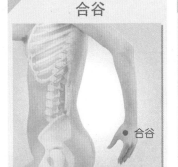

合谷

位于第一、二掌骨间，当第二掌骨桡侧中点处。

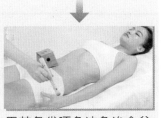

用艾条雀啄灸法灸治合谷穴10～15分钟，同时用艾灸盒灸治关元穴，以皮肤温热而无灼痛感为度。

3 最后灸这里 ▼ 涌泉

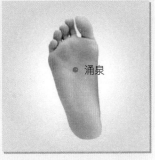

涌泉

位于足底部，蜷足时足前部凹陷处，约当足底二、三趾趾缝纹头端与足跟连线的前1/3与后2/3交点上。

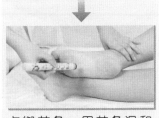

点燃艾条，用艾条温和灸法灸治涌泉穴10～15分钟，以皮肤温热而无灼痛感为度。

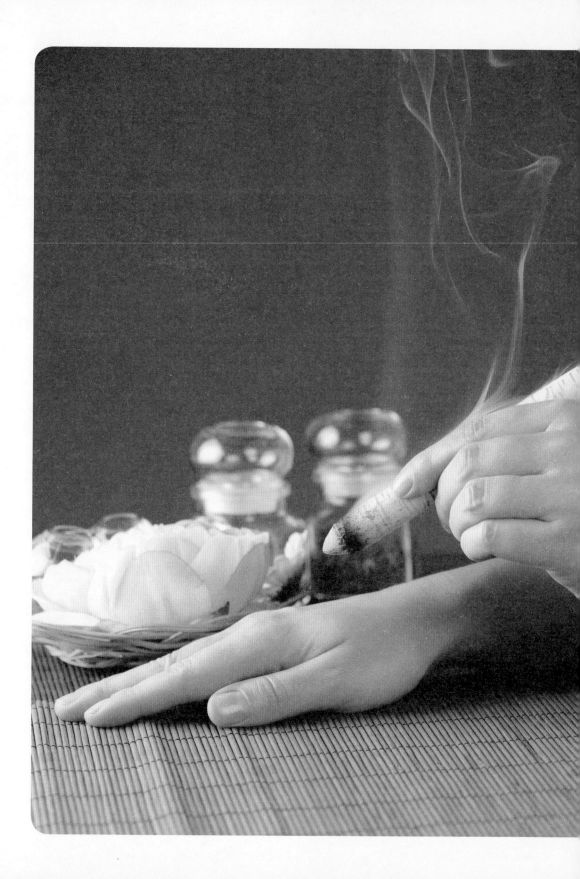

中医认为，人体是个有机的整体，经络沟通了脏腑与体表，将人体脏腑组织器官联系起来，并运行气血、调和阴阳，使人体各部的功能保持协调和相对平衡。灸法就是在中医阴阳五行、脏腑经络理论的指导下，运用辨证施治的原则，将艾绒或某些药物放置在体表穴位上烧灼、温熨，将艾火的温和热力以及药物的作用，通过经络的传导，发挥温经散寒、活血通络、回阳固脱、消瘀散结等功能，达到防治疾病的目的。

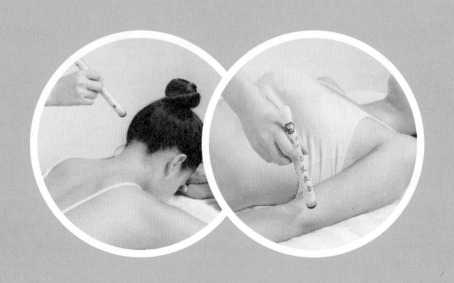

呼吸系统疾病

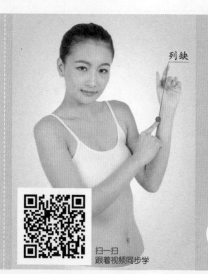

列缺

感冒

○感冒一般分为风寒感冒和风热感冒。风寒感冒发热轻，恶寒重，头痛，周身酸痛，无汗，流清涕，咳嗽吐清痰等。风热感冒主要症状为发热重，恶寒轻，流黄涕，咳吐黄痰，口渴，咽痛，大便干，小便黄，扁桃体肿大等。

扫一扫
跟着视频同步学

穴位 特效穴位包括风府、列缺、足三里。再加上风池（见054页）、合谷（见041页）效果会更佳。

1 首先灸这里 ▼ 风府

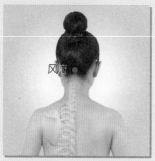

风府

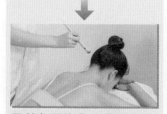

位于项部，当后发际正中直上1寸，枕外隆凸直下，两侧斜方肌之间凹陷中。

用艾条回旋灸法来回灸治风府穴10～15分钟，以患者感觉温热舒适为宜。

2 其次灸这里 ▼ 列缺

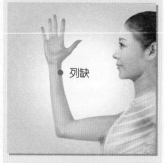

列缺

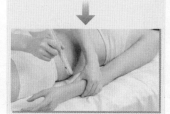

位于前臂桡侧缘，桡骨茎突上方，腕横纹上1.5寸。当肱桡肌与拇长展肌腱之间。

用艾条温和灸法灸治列缺穴10～15分钟，以患者感觉舒适、皮肤潮红为度。

3 最后灸这里 ▼ 足三里

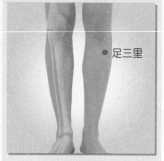

足三里

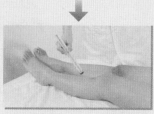

位于小腿前外侧，当犊鼻下3寸，距胫骨前缘一横指（中指）。

用艾条温和灸法灸治足三里穴10～15分钟，以出现循经感传、气至病所为佳。

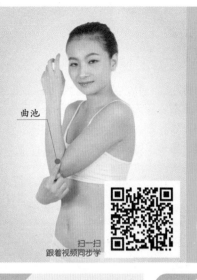

曲池

扫一扫
跟着视频同步学

发热

○发热是指体温高出正常标准。中医认为，发热分外感发热和内伤发热。外感发热见于感冒、伤寒、瘟疫等病症。内伤发热有阴虚发热、阳虚发热、血虚发热、气虚发热等。西医认为常见的发热激活物有来自体外的外致热原，如细菌、病毒、真菌、疟原虫等。因此感冒、炎症、癌症等均可引起发热。

穴位 特效穴位包括曲池、大椎、风门。再加上足三里（见022页）效果会更佳。

呼吸系统疾病

---

1 首先灸这里 ▼

曲池

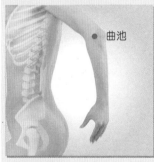

● 曲池

位于肘横纹外侧端，屈肘，当尺泽与肱骨外上髁连线中点。

⬇

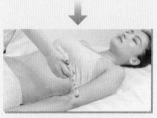

用艾条温和灸法灸治曲池穴10～15分钟，以患者感觉舒适、皮肤潮红为度。

---

2 其次灸这里 ▼

大椎

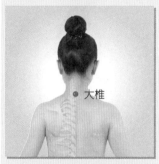

● 大椎

位于后正中线上，第七颈椎棘突下凹陷中。

⬇

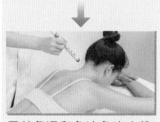

用艾条温和灸法灸治大椎穴10～15分钟，以出现循经感传、气至病所为佳。

---

3 最后灸这里 ▼

风门

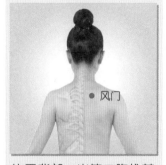

● 风门

位于背部，当第二胸椎棘突下，旁开1.5寸。

⬇

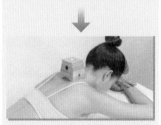

点燃艾灸盒灸治风门穴10～15分钟，以皮肤温热而无灼痛感为度。

呼吸系统疾病

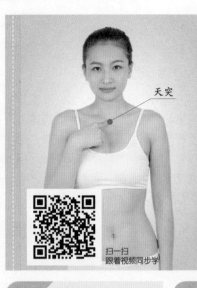
天突

咳嗽

〇中医认为咳嗽是因外感六淫，影响于肺所致的有声有痰之症。咳嗽的原因有上呼吸道感染、支气管炎、肺炎、喉炎等。咳嗽的主要症状：痰多、色稀白或痰色黄稠、量少，或喉间有痰声，似水笛哮鸣声音，易咳出，或喉痒欲咳等。

穴位 特效穴位包括肺俞、天突、丰隆。再加上神门（见023页）、列缺（见044页）效果会更佳。

扫一扫
跟着视频同步学

---

1 首先灸这里 ▼ 肺俞

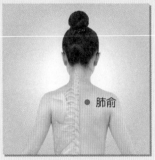
肺俞

位于背部，当第三胸椎棘突下，旁开1.5寸。

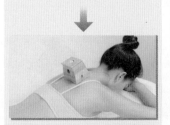

点燃艾灸盒灸治肺俞穴10～15分钟，至局部皮肤潮红为止。

---

2 其次灸这里 ▼ 天突

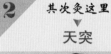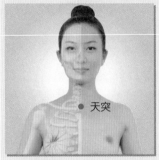
天突

位于颈部，当前正中线上，胸骨上窝中央。

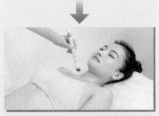

用艾条温和灸法灸治天突穴10～15分钟，以患者感觉舒适、皮肤潮红为度。

---

3 最后灸这里 ▼ 丰隆

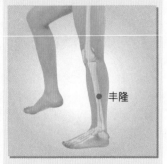
丰隆

位于小腿前外侧，当外踝尖上8寸，条口外，距胫骨前缘二横指（中指）。

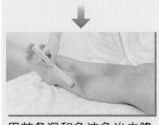

用艾条温和灸法灸治丰隆穴10～15分钟，以热感循经传导、气至病所为佳。

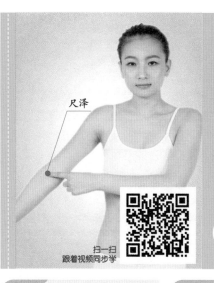

尺泽

扫一扫
跟着视频同步学

肺炎

○肺炎是指终末气道、肺泡和肺间质等组织病变所发生的炎症。主要临床表现为寒战、高热、咳嗽、咳痰，深呼吸和咳嗽时，有少量痰或大量的痰，部分患者可伴胸痛或呼吸困难，病情严重者可并发肺水肿、败血症、感染性休克、支气管扩张等疾病。本病起病急，自然病程是7～10天。

穴位 特效穴位包括风门、中府、尺泽。再加上肺俞（见046页）、列缺（见044页）效果会更佳。

1 首先灸这里	2 其次灸这里	3 最后灸这里
▼ **风门**	▼ **中府**	▼ **尺泽**

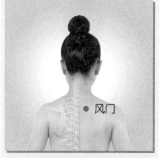

风门

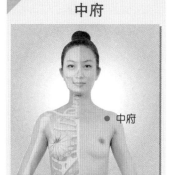

中府

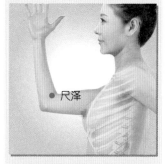

尺泽

位于背部，当第二胸椎棘突下，旁开1.5寸。

位于胸前壁的外上方，云门下1寸，平第一肋间隙，距前正中线6寸。

位于肘横纹中，肱二头肌腱桡侧凹陷处。

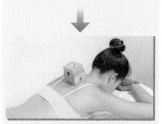

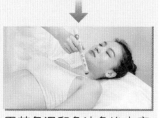

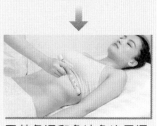

点燃艾灸盒灸治风门穴10～15分钟，以皮肤温热而无灼痛感为度。

用艾条温和灸法灸治中府穴10～15分钟，以患者感觉舒适、皮肤潮红为度。

用艾条温和灸法灸治尺泽穴10～15分钟，以皮肤温热而无灼痛感为度。

支气管炎

膈俞

○支气管炎是指气管、支气管黏膜及其周围组织的慢性非特异性炎症，临床上以长期咳嗽、咳痰、喘息以及反复呼吸道感染为特征。部分患者起病之前先有急性上呼吸道感染，如感冒。

特效穴位包括膏肓、膈俞、胆俞。

穴位 再加上天突（见046页）、膻中（见023页）、足三里（见022页）、关元（见032页）、定喘（见049页）、肺俞（见046页）效果会更佳。

扫一扫
跟着视频同步学

---

1 首先灸这里
▼
膏肓

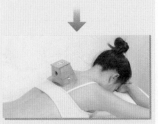

● 膏肓

位于背部，当第四胸椎棘突下，旁开3寸。

点燃艾灸盒灸治肺俞穴、膏肓穴10~15分钟，至局部皮肤潮红为止。

---

2 其次灸这里
▼
膈俞

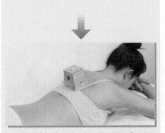

● 膈俞

位于背部，当第七胸椎棘突下，旁开1.5寸。

点燃艾灸盒灸治膈俞穴10~15分钟，至局部皮肤潮红为止。

---

3 最后灸这里
▼
胆俞

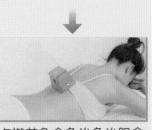

● 胆俞

位于背部，当第十胸椎棘突下，旁开1.5寸。

点燃艾灸盒灸治灸治胆俞穴10~15分钟，以热感循经传导、气至病所为佳。

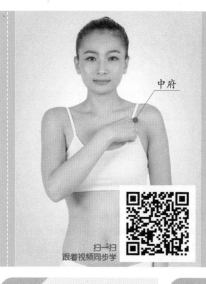

中府

哮喘

○哮喘是指喘息、气促、咳嗽、胸闷等症状突然发生，常有呼吸困难症状，以呼气量降低为其发病特征。这些症状经常在患者接触烟雾、香水、油漆、灰尘、宠物、花粉等刺激性气体或变应原之后发作，由接触刺激物或呼吸道感染所诱发。

扫一扫
跟着视频同步学

穴位 | 特效穴位包括中府、关元、定喘。再加上膻中（见023页）、神阙（见058页）、肺俞（见046页）效果会更佳。

呼吸系统疾病

---

1 首先灸这里 ▼ 中府

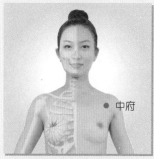

中府

位于胸前壁的外上方，云门下1寸，平第一肋间隙，距前正中线6寸。

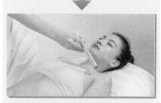

用艾条温和灸法灸治中府穴10～15分钟，以患者感觉舒适、皮肤潮红为度。

---

2 其次灸这里 ▼ 关元

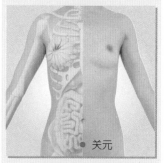

关元

位于下腹部，前正中线上，当脐中下3寸。

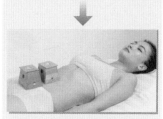

点燃艾灸盒灸治神阙穴、关元穴，灸治10～15分钟，至局部皮肤潮红而不灼烫为止。

---

3 最后灸这里 ▼ 定喘

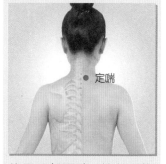

定喘

位于颈部下端，第七颈椎棘突下，旁开0.5寸。

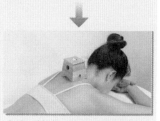

点燃艾灸盒灸治定喘穴10～15分钟，至局部皮肤潮红为止。

呼吸系统疾病

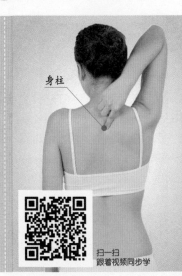

身柱

扫一扫
跟着视频同步学

肺结核

〇结核病是由结核分枝杆菌引起的慢性感染性疾病，以肺部结核感染最为常见。其主要临床特征为低热（午后为著）、咳嗽、咳痰、胸痛、咯血、消瘦、盗汗、四肢乏力及不同程度胸闷或呼吸困难，女性月经失调等。

穴位 特效穴位包括身柱、命门、关元。再加上肺俞（见046页）、肾俞（见029页）、足三里（见022页）效果会更佳。

---

1 首先灸这里
▼
身柱

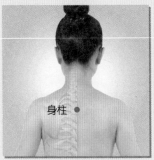

位于背部，当第三胸椎棘突下凹陷中。

⬇

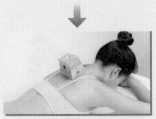

点燃艾灸盒灸治身柱穴10～15分钟，至局部皮肤潮红为止。

---

2 其次灸这里
▼
命门

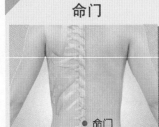

位于腰部，当后正中线上，第二腰椎棘突下凹陷中。

⬇

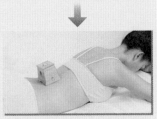

点燃艾灸盒灸治命门穴10～15分钟，至局部皮肤潮红为止。

---

3 最后灸这里
▼
关元

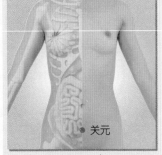

位于下腹部，前正中线上，当脐中下3寸。

⬇

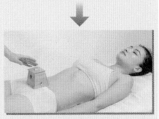

点燃艾灸盒灸治关元穴10～15分钟，以皮肤温热而无灼痛感为度。

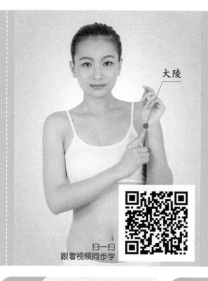

扫一扫
跟着视频同步学

胸闷

○胸闷，轻者可能是神经官能性的，即心脏、肺的功能失去调节引起的，经西医诊断无明显的器质性病变；严重者为心肺二脏的疾患引起，可由冠心病、心肌供血不足或慢支炎、肺气肿、肺心病等导致，经西医诊断有明显的器质性病变。

穴位　特效穴位包括大陵、内关、中脘。再加上神门（见023页）效果会更佳。

呼吸系统疾病

1 首先灸这里	2 其次灸这里	3 最后灸这里
大陵	**内关**	**中脘**

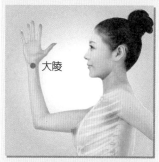

大陵

位于腕掌横纹的中点处，当掌长肌腱与桡侧腕屈肌腱之间。

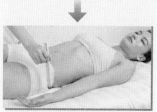

用艾条回旋灸法灸治大陵穴10~15分钟，以患者感觉舒适、皮肤潮红为度。

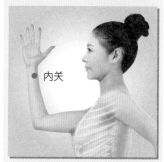

内关

位于前臂掌侧，当曲泽与大陵的连线上，腕横纹上2寸，掌长肌腱与桡侧腕屈肌腱之间。

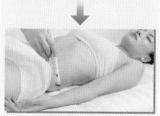

用艾条回旋灸法灸内关穴10~15分钟，以皮肤温热而无灼痛感为度。

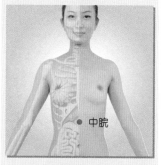

中脘

位于上腹部，前正中线上，当脐中上4寸。

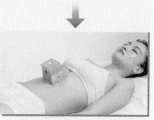

点燃艾灸盒放于中脘穴上灸治10~15分钟，至局部皮肤潮红为止。

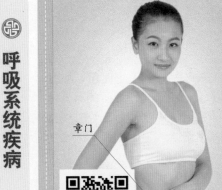

章门

扫一扫
跟着视频同步学

胸膜炎

○胸膜炎又称"肋膜炎"，主要临床表现为胸痛、咳嗽、胸闷、气急，甚则呼吸困难。感染性胸膜炎或胸腔积液继发感染时，可有恶寒、发热。由不同病因所致的胸膜炎，伴有不同证型的临床表现。

穴位 特效穴位包括膻中、章门、侠溪。

1 首先灸这里
▼ 膻中

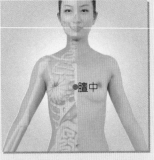

膻中

位于胸部，当前正中线上，平第四肋间，两乳头连线的中点。

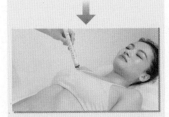

用艾条温和灸法灸治膻中穴10~15分钟，以患者感觉舒适、皮肤潮红为度。

2 其次灸这里
▼ 章门

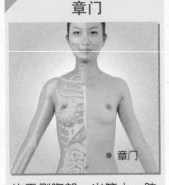

章门

位于侧腹部，当第十一肋游离端的下方。

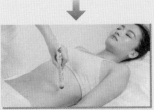

用艾条温和灸法灸治章门穴10~15分钟，以皮肤出现红晕为度。

3 最后灸这里
▼ 侠溪

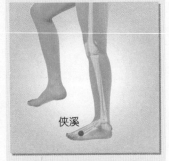

侠溪

位于足背外侧，当第四、五趾间，趾蹼缘后方赤白肉际处。

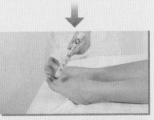

用艾条温和灸法灸治侠溪穴10~15分钟，以患者感觉舒适、皮肤潮红为度。

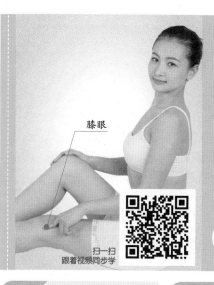

膝眼

扫一扫
跟着视频同步学

空调病

○空调病又称"空调综合征"，指长时间在空调环境下工作学习的人，因空气不流通，环境不佳，出现鼻塞、头昏、打喷嚏、乏力、记忆力减退等症状，一般表现为疲乏无力、四肢肌肉关节酸痛、头痛、腰痛，严重者可引起口眼㖞斜。老人、儿童的身体抵抗力低下，空调冷气最容易攻破他们的呼吸道防线。

穴位 特效穴位包括梁丘、膝阳关、膝眼。再加上阳陵泉（见040页）、足三里（见022页）效果会更佳。

---

1 首先灸这里 ▼ 梁丘

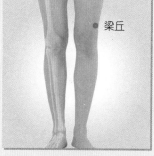

梁丘

屈膝，位于大腿前面，当髂前上棘与髌底外侧端的连线上，髌底上2寸。

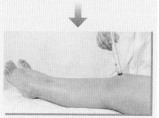

用艾条温和灸法灸治梁丘穴10～15分钟，以皮肤温热而无灼痛感为度。

2 其次灸这里 ▼ 膝阳关

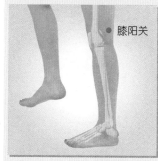

膝阳关

位于膝外侧，当阳陵泉上3寸，股骨外上髁上方的凹陷处。

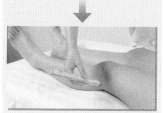

用艾条温和灸法灸治膝阳关穴10～15分钟，以患者感觉舒适、皮肤潮红为度。

3 最后灸这里 ▼ 膝眼

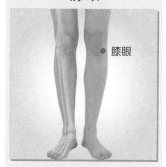

膝眼

屈膝，位于髌韧带两侧凹陷处，在内侧的称内膝眼，在外侧的称外膝眼。

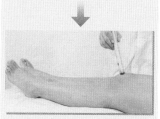

用艾条温和灸法灸治膝眼穴10～15分钟，以患者感觉舒适、皮肤潮红为度。

心脑血管疾病

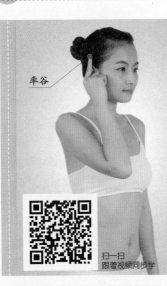

率谷

扫一扫
跟着视频同步学

头痛

○头痛是临床常见的病症。常见的症状有胀痛、闷痛、撕裂样痛、针刺样痛，部分伴有血管搏动感及头部紧箍感，以及发热、恶心、呕吐、头晕、食欲下降、肢体困重等症状。神经痛、颅内病变、脑血管疾病、五官疾病等均可导致头痛。

穴位　特效穴位包括率谷、风池、天柱。再加上太阳（见029页）效果会更佳。

---

1 首先灸这里
▼
率谷

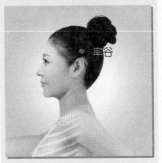

率谷

位于头部，当耳尖直上入发际1.5寸，角孙直上方。

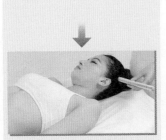

用艾条回旋灸法灸治率谷穴10~15分钟，以患者感觉舒适、皮肤潮红为度。

---

2 其次灸这里
▼
风池

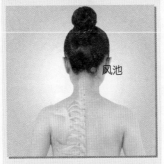

风池

位于项部，当枕骨之下，与风府相平，胸锁乳突肌与斜方肌上端之间的凹陷处。

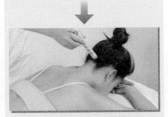

用艾条回旋灸法灸治风池穴10~15分钟，以皮肤温热而无灼痛感为度。

---

3 最后灸这里
▼
天柱

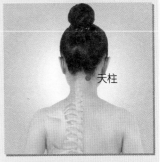

天柱

位于项部大筋（斜方肌）外缘之后发际凹陷中，约当后发际正中旁开1.3寸。

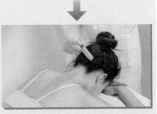

用艾条回旋灸法灸治天柱穴10~15分钟，以皮肤温热而无灼痛感为度。

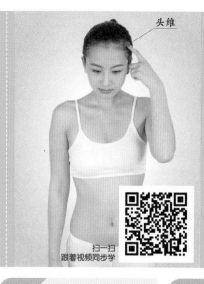

头维

偏头痛

○偏头痛是临床最常见的原发性头痛类型，是一种常见的慢性神经血管性疾患。临床以发作性中重度搏动样头痛为主要表现，头痛多为偏侧，可伴有恶心、呕吐等症状，多起病于儿童期和青春期，中青年期达发病高峰，常有遗传背景。

扫一扫
跟着视频同步学

穴位 特效穴位包括头维、率谷、至阳。再加上百会（见064页）、风池（见054页）、肝俞（见039页）效果会更佳。

心脑血管疾病

---

1 首先灸这里 ▼ 头维

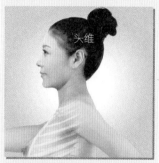

头维

位于头侧部，当额角发际上0.5寸，头正中线旁4.5寸。

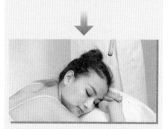

找到头维穴，用艾条回旋灸法来回灸治10~15分钟，以皮肤温热而无灼痛感为度。

2 其次灸这里 ▼ 率谷

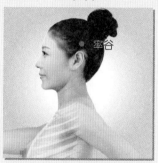

率谷

位于头部，当耳尖直上入发际1.5寸，角孙直上方。

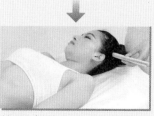

找到率谷穴，用艾条回旋灸法来回灸治10~15分钟，以皮肤温热而无灼痛感为度。

3 最后灸这里 ▼ 至阳

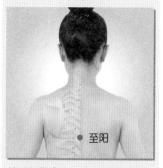

至阳

位于背部，当后正中线上，第七胸椎棘突下凹陷中。

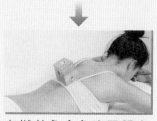

点燃艾灸盒灸治至阳穴10~15分钟，以患者感觉舒适、皮肤潮红为度。

心脑血管疾病

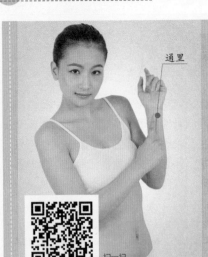

通里

扫一扫
跟着视频同步学

冠心病

○冠心病是由冠状动脉发生粥样硬化，导致心肌缺血的疾病，是中老年人心血管疾病中最常见的疾病。在临床上冠心病主要分为心绞痛、心律不齐、心肌梗死及心力衰竭等，主要症状有：胸骨后疼痛，呈压榨样、烧灼样疼痛。

穴位 特效穴位包括通里、膻中、太溪。再加上内关（见051页）、丰隆（见046页）效果会更佳。

---

1 首先灸这里 ▼ **通里**

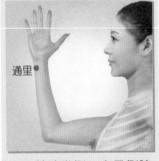

通里

位于前臂掌侧，当尺侧腕屈肌腱的桡侧缘，腕横纹上1寸。

↓

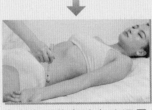

用艾条回旋灸法灸治通里穴10~15分钟，以患者感觉舒适、皮肤潮红为度。

---

2 其次灸这里 ▼ **膻中**

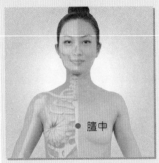

膻中

位于胸部，当前正中线上，平第四肋间，两乳头连线的中点。

↓

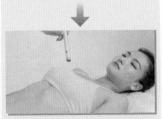

找到膻中穴，用艾条悬灸法灸治10~15分钟，以皮肤温热而无灼痛感为度。

---

3 最后灸这里 ▼ **太溪**

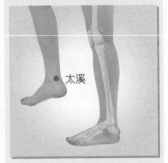

太溪

位于足内侧，当内踝尖与跟腱之间的凹陷处。

↓

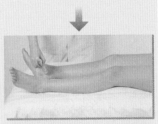

用艾条温和灸法灸治太溪穴10~15分钟，以皮肤温热而无灼痛感为度。

低血压

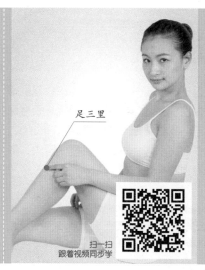

足三里

○低血压指血压降低引起的一系列症状，病情轻微者可有头晕、头痛、食欲不振、疲劳、脸色苍白等，严重者会出现眩晕、四肢冰凉、心律失常等症状。这些症状主要因血压下降，血液循环缓慢，影响组织细胞氧气和营养的供应引起的。

扫一扫
跟着视频同步学

穴位　特效穴位包括气海、膈俞、足三里。

---

1 首先灸这里 ▼ **气海**

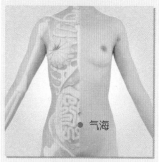

气海

位于下腹部，前正中线上，当脐中下1.5寸。

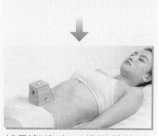

找到气海穴，将燃着的一个艾灸盒放于此处穴位上灸治10~15分钟，以出现循经感传为佳。

---

2 其次灸这里 ▼ **膈俞**

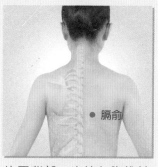

膈俞

位于背部，当第七胸椎棘突下，旁开1.5寸。

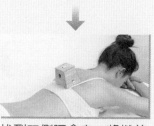

找到双侧膈俞穴，将燃着的一个艾灸盒放于此处穴位上灸治10~15分钟，以出现循经感传为佳。

---

3 最后灸这里 ▼ **足三里**

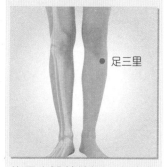

足三里

位于小腿前外侧，当犊鼻下3寸，距胫骨前缘一横指（中指）。

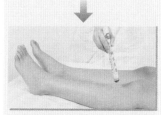

找到足三里穴，用艾条悬灸法灸治10~15分钟，以皮肤温热舒适而无灼痛感为度。

心脑血管疾病

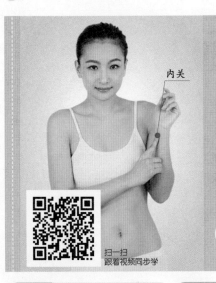

内关

高血压

〇高血压病是以动脉血压升高为主要临床表现的慢性全身性血管性疾病，血压高于140/90毫米汞柱即可诊断为高血压。本病早期无明显症状，部分患者会出现头晕、头痛、心悸、失眠、耳鸣、乏力、颜面潮红或肢体麻木等不适表现。

扫一扫
跟着视频同步学

穴位 特效穴位包括太冲、神阙、内关。再加上涌泉（见041页）、足三里（见022页）、曲池（见030页）效果会更佳。

---

1 首先灸这里
▼
太冲

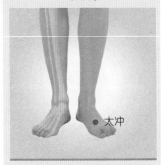

太冲

位于足背侧，当第一跖骨间隙的后方凹陷处。

找到太冲穴，用艾条温和灸法灸治10～15分钟，以患者感觉舒适、皮肤潮红为度。

---

2 其次灸这里
▼
神阙

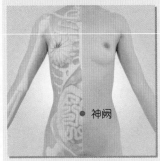

神阙

位于腹中部，脐中央。

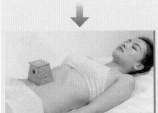

点燃艾灸盒灸治神阙穴，灸治15～20分钟，以出现循经感传、气至病所为佳。

---

3 最后灸这里
▼
内关

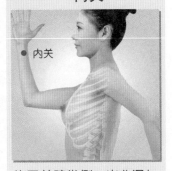

内关

位于前臂掌侧，当曲泽与大陵的连线上，腕横纹上2寸，掌长肌腱与桡侧腕屈肌腱之间。

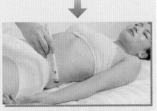

用艾条悬灸法灸治内关穴10～15分钟，以皮肤温热而无灼痛感为度。

心脑血管疾病

血栓闭塞性脉管炎

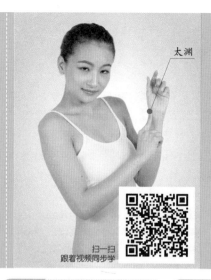
太渊

○血栓闭塞性脉管炎是一种慢性持续性、进行性的血管节段性炎症。病变主要累及于四肢远端的中小动脉、静脉，以下肢病变最为常见，表现为患肢缺血、间歇性跛行、足趾麻木、小腿肌肉疼痛，严重者有肢端溃疡和坏死。

扫一扫
跟着视频同步学

穴位 特效穴位包括太渊、冲阳、八风。再加上关元（见032页）、足三里（见022页）、肾俞（见029页）效果会更佳。

1 首先灸这里 ▼ 太渊

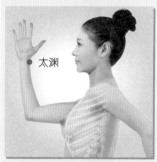
太渊

位于腕掌侧横纹桡侧，桡动脉搏动处。

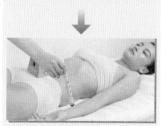

用艾条悬灸法灸治太渊穴，并同时用艾灸盒灸治关元穴10～15分钟，以皮肤温热而无灼痛感为度。

2 其次灸这里 ▼ 冲阳

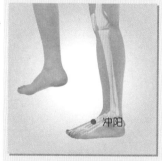
冲阳

位于足背最高处，当拇长伸肌腱和趾长伸肌腱之间，足背动脉搏动处。

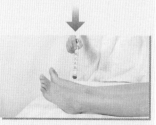

用艾条回旋灸法灸治冲阳穴10～15分钟，以患者感觉舒适、皮肤潮红为度。

3 最后灸这里 ▼ 八风

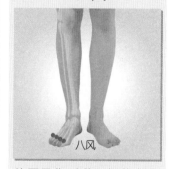
八风

位于足背5个脚趾间的交叉处，左右共8个穴位。

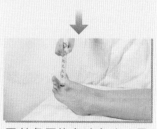

用艾条回旋灸法灸治八风穴10～15分钟，以患者感觉舒适、皮肤潮红为度。

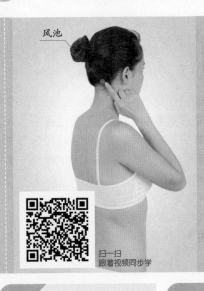

风池

中风后遗症

○中风是以突然口眼㖞斜，言语含糊不利，肢体出现运动障碍，半身不遂，不省人事为特征的一类疾病。中医认为本病多因平素气血虚衰，在心、肝、肾三经阴阳失调的情况下，情志郁结，起居失宜所致。

穴位 特效穴位包括神阙、足三里、风池。再加上关元（见032页）、风门（见047页）、命门（见050页）效果会更佳。

扫一扫
跟着视频同步学

---

1 首先灸这里
▼
神阙

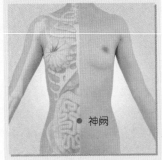

神阙

位于腹中部，脐中央。

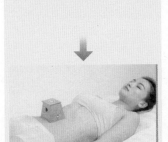

点燃艾灸盒灸治神阙穴10～15分钟，以出现循经感传、气至病所为佳。

---

2 其次灸这里
▼
足三里

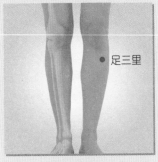

足三里

位于小腿前外侧，当犊鼻下3寸，距胫骨前缘一横指（中指）。

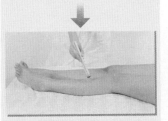

用艾条温和灸法灸治足三里穴10～15分钟，以热感循经传导、气至病所为佳。

---

3 最后灸这里
▼
风池

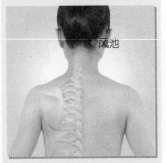

风池

位于项部，当枕骨之下，与风府相平，胸锁乳突肌与斜方肌上端之间的凹陷处。

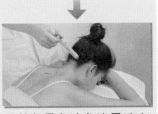

用艾条悬灸法灸治风池穴10～15分钟，以皮肤温热而无灼痛感为度。

心脑血管疾病

贫血

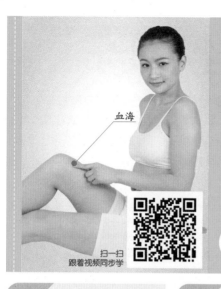

血海

〇贫血是指人体外周血红细胞容量减少，低于正常范围下限的一种常见的临床症状。头昏、耳鸣、失眠、记忆力减退、注意力不集中等，乃是贫血导致神经组织损害的常见症状。成年男性血红蛋白<120克/升，成年女性（非妊娠）血红蛋白<110克/升，孕妇血红蛋白<100克/升，均可诊断为贫血。

扫一扫
跟着视频同步学

穴位 特效穴位包括关元、血海、足三里。再加上气海（见029页）效果会更佳。

---

1 首先灸这里 ▼ **关元**

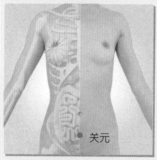

关元

位于下腹部，前正中线上，当脐中下3寸。

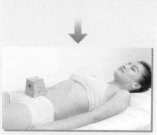

点燃艾灸盒灸治关元穴10～15分钟，以皮肤温热而无灼痛感为度。

---

2 其次灸这里 ▼ **血海**

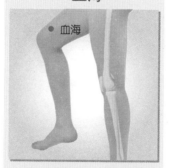

血海

位于大腿内侧，髌底内侧端上2寸，当股四头肌内侧头的隆起处。

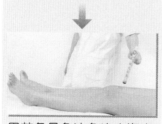

用艾条悬灸法灸治血海穴10～15分钟，以患者感觉舒适、皮肤潮红为度。

---

3 最后灸这里 ▼ **足三里**

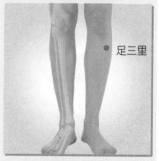

足三里

位于小腿前外侧，当犊鼻下3寸，距胫骨前缘一横指（中指）。

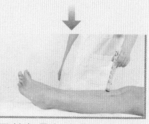

用艾条悬灸法灸治足三里穴10～15分钟，以热感循经传导、气至病所为佳。

精神和神经系统疾病

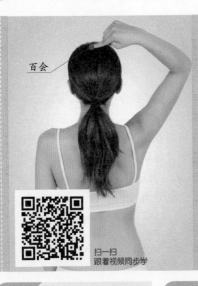

百会

扫一扫
跟着视频同步学

神经衰弱

〇神经衰弱是指由于长期情绪紧张及精神压力过大，从而使大脑精神活动能力减弱的功能障碍性病症。其主要特征是易兴奋，脑力易疲劳，记忆力减退等，伴有各种躯体不适症状。

穴位 特效穴位包括百会、内关、行间。
再加上神门（见023页）、三阴交（见025页）、太溪（见025页）、太冲（见058页）、心俞（见023页）、脾俞（见036页）、命门（见050页）效果会更佳。

---

1 首先灸这里 ▼ 百会

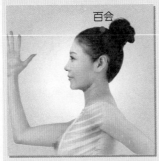

百会

位于头部，当前发际正中直上5寸，或两耳尖连线的中点处。

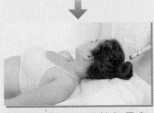

找到百会穴，用艾条悬灸法灸治10～15分钟，以皮肤温热而无灼痛感为度。

2 其次灸这里 ▼ 内关

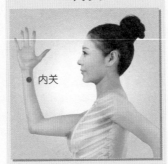

内关

位于前臂掌侧，当曲泽与大陵的连线上，腕横纹上2寸，掌长肌腱与桡侧腕屈肌腱之间。

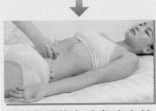

用艾条回旋灸法灸治内关穴10～15分钟，以皮肤温热而无灼痛感为度。

3 最后灸这里 ▼ 行间

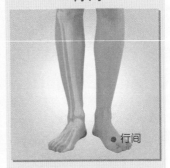

行间

位于第一、二趾间，趾蹼缘的后方赤白肉际处。

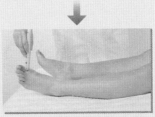

用艾条回旋灸法灸治行间穴10～15分钟，以皮肤温热而无灼痛感为度。

疲劳综合征

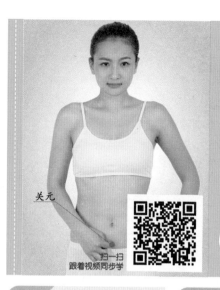

关元

扫一扫
跟着视频同步学

○疲劳感多源于体内的各种功能失调，典型表现为：短期记忆力减退或注意力不集中、咽痛、肌肉酸痛、无红肿的关节疼痛、头痛、睡眠后精力不能恢复、体力或脑力劳动后身体感觉不适。符合其中4项即可诊断为疲劳综合征。

穴位 特效穴位包括关元、足三里、百会。再加上心俞（见023页）、脾俞（见036页）、肾俞（见029页）效果会更佳。

精神和神经系统疾病

---

1 首先灸这里
关元

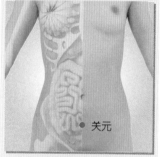

关元

位于下腹部，前正中线上，当脐中下3寸。

⬇

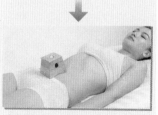

点燃艾灸盒灸治关元穴10～15分钟，以皮肤温热而无灼痛感为度。

---

2 其次灸这里
足三里

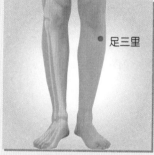

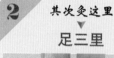
足三里

位于小腿前外侧，当犊鼻下3寸，距胫骨前缘一横指（中指）。

⬇

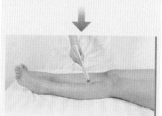

用艾条悬灸法灸治足三里穴10～15分钟，以热感循经传导、气至病所为佳。

---

3 最后灸这里
百会

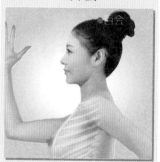

百会

位于头部，当前发际正中直上5寸，或两耳尖连线的中点处。

⬇

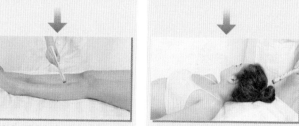

用艾条悬灸法灸治百会穴10～15分钟，以出现循经感传、气至病所为佳。

精神和神经系统疾病

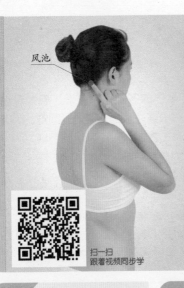

风池

眩晕

○眩晕与头晕有所相似，但本质不同。眩晕分为周围性眩晕和中枢性眩晕。中枢性眩晕是由脑组织、脑神经疾病引起，如高血压、动脉硬化等脑血管疾病。周围性眩晕发作时多伴有耳聋、耳鸣、恶心、呕吐、出冷汗等植物神经紊乱症状。

扫一扫
跟着视频同步学

穴位 特效穴位包括百会、风池、神阙。
再加上足三里（见022页）效果会更佳。

1 首先灸这里 ▼ 百会

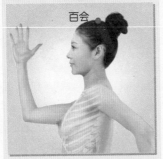

百会

位于头部，当前发际正中直上5寸，或两耳尖连线的中点处。

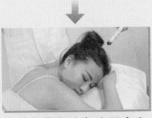

用艾条悬灸法灸治百会穴10～15分钟，以出现循经感传、气至病所为佳。

2 其次灸这里 ▼ 风池

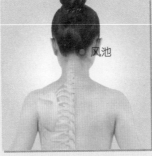

风池

位于项部，当枕骨之下，与风府相平，胸锁乳突肌与斜方肌上端之间的凹陷处。

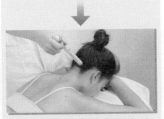

用艾条回旋灸法来回灸治风池穴10～15分钟，以皮肤温热而无灼痛感为度。

3 最后灸这里 ▼ 神阙

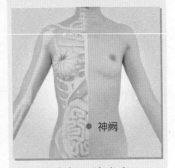

神阙

位于腹中部，脐中央。

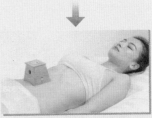

点燃艾灸盒灸治神阙穴10～15分钟，以出现循经感传、气至病所为佳。

精神和神经系统疾病

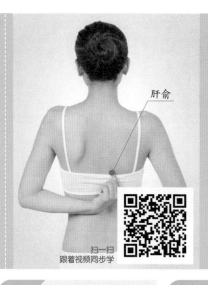

肝俞

失眠

○失眠是指无法入睡或无法保持睡眠状态，即睡眠失常。失眠虽不属于危重疾病，但影响人们的日常生活。失眠的发病过程与心理、遗传、生活等诸多方面因素都有关联。患有失眠最直接影响的是精神方面的，严重者会导致精神分裂。

扫一扫
跟着视频同步学

穴位　特效穴位包括百会、肝俞、胆俞。再加上脾俞（见036页）效果会更佳。

---

1 首先灸这里
▼
百会

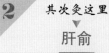

位于头部，当前发际正中直上5寸，或两耳尖连线的中点处。

↓

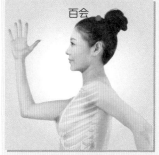

用艾条回旋灸法灸治百会穴10~15分钟，以出现循经感传、气至病所为佳。

---

2 其次灸这里
▼
肝俞

肝俞

位于背部，当第九胸椎棘突下，旁开1.5寸。

↓

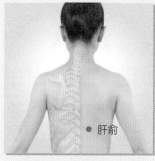

点燃艾灸盒灸治肝俞穴10~15分钟，以热感循经传导、气至病所为佳。

---

3 最后灸这里
▼
胆俞

胆俞

位于背部，当第十胸椎棘突下，旁开1.5寸。

↓

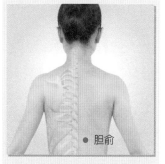

点燃艾灸盒灸治灸治胆俞穴10~15分钟，以热感循经传导、气至病所为佳。

精神和神经系统疾病

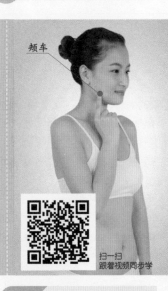

颊车

扫一扫
跟着视频同步学

三叉神经痛

○三叉神经痛是最常见的脑神经疾病，多发生于中老年人，右侧头面部多于左侧。主要特点是：发病骤发、骤停，出现难以忍受的剧烈性疼痛。

穴位

特效穴位包括阳白、颊车、翳风。
再加上颧髎（见067页）、下关（见068页）、气海（见029页）、曲池（见030页）、血海（见028页）、丰隆（见046页）、风池（见054页）效果会更佳。

---

1 首先灸这里
▼
阳白

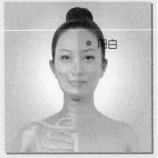
阳白

位于前额部，当瞳孔直上，眉上1寸。

▼

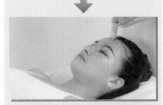

用艾条回旋灸法灸治阳白穴10~15分钟，以皮肤温热潮红为度。

---

2 其次灸这里
▼
颊车

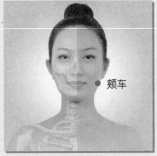
颊车

位于面颊部，下颌角前上方约一横指（中指），当咀嚼时咬肌隆起，按之凹陷处。

▼

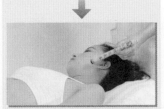

用艾条回旋灸法灸治颊车穴10~15分钟，以皮肤温热而无灼痛感为度。

---

3 最后灸这里
▼
翳风

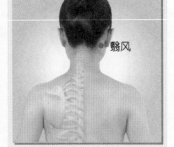
翳风

位于耳垂后方，当乳突与下颌角之间的凹陷处。

▼

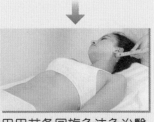

用用艾条回旋灸法灸治翳风穴10~15分钟，以皮肤温热潮红为度。

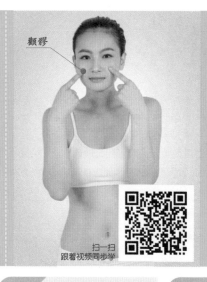

颧髎

扫一扫
跟着视频同步学

面神经麻痹

○面神经麻痹也叫"面瘫"。临床主要表现为患侧面部肌瘫痪，眼裂大，眼睑不能闭合，流泪，鼻唇沟变平坦，口角下垂，流涎，不能皱额蹙眉，额纹消失，鼓腮漏气，露齿困难，部分患者耳或乳突部有疼痛感。

穴位 特效穴位包括颧髎、听宫、翳风。再加上四白（见030页）、下关（见068页）效果会更佳。

精神和神经系统疾病

---

1 首先灸这里 ▼ 颧髎	**2** 其次灸这里 ▼ 听宫	**3** 最后灸这里 ▼ 翳风
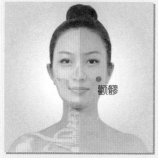	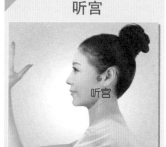	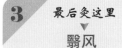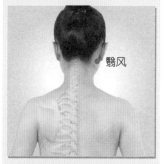
位于面部，当目外眦直下，颧骨下缘凹陷处。	位于面部，耳屏前，下颌骨髁状突的后方，张口时呈凹陷处。	位于耳垂后方，当乳突与下颌角之间的凹陷处。
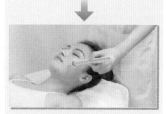	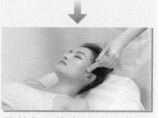	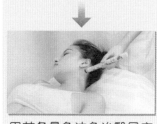
用艾条回旋灸法来回灸治颧髎穴10～15分钟，以患者感觉舒适、皮肤潮红为度。	用艾条回旋灸法来回灸治听宫穴10～15分钟，以皮肤温热潮红为度。	用艾条悬灸法灸治翳风穴10～15分钟，以皮肤温热潮红为度。

精神和神经系统疾病

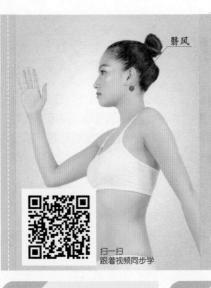

翳风

面肌痉挛

○面肌痉挛又称面肌抽搐，表现为一侧面部肌肉不自主地抽搐。抽搐呈阵发性且不规则，程度不等，可因疲倦、长期精神紧张、精神压力及自主运动等因素而加重。通常局限于眼睑部或颊部、口角，严重者可涉及整个侧面部。本病多在中年后发生，常见于女性。

扫一扫
跟着视频同步学

穴位 特效穴位包括颧髎、下关、翳风。

1 首先灸这里 ▼	2 其次灸这里 ▼	3 最后灸这里 ▼
颧髎	**下关**	**翳风**
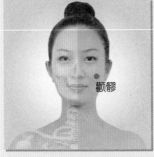	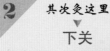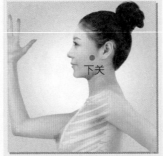	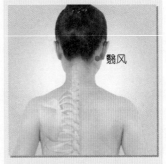
位于面部，当目外眦直下，颧骨下缘凹陷处。	位于面部耳前方，当颧弓与下颌切迹所形成的凹陷中。	位于耳垂后方，当乳突与下颌角之间的凹陷处。
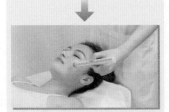	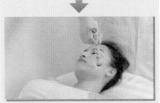	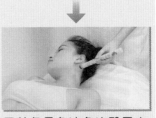
用艾条回旋灸法灸治颧髎穴10~15分钟，以患者感觉舒适、皮肤潮红为度。	用艾条回旋灸法灸治下关穴10~15分钟，以皮肤温热潮红为度。	用艾条悬灸法灸治翳风穴10~15分钟，以皮肤温热潮红为度。

肋间神经痛

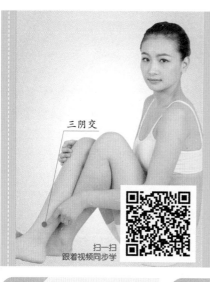

三阴交

扫一扫
跟着视频同步学

○肋间神经痛是指一根或数根肋间神经分布区域发生的经常性疼痛。有时是被呼吸动作所激发，咳嗽、打喷嚏时疼痛加重。疼痛剧烈时可放射至同侧的肩部或背部，有时呈带状分布。带状疱疹性肋间神经痛，通常在相应肋间可见疱疹，疼痛可出现在疱疹出现之前，消退之后仍可存在相当长的时间。

穴位 特效穴位包括肝俞、三阴交、太冲。再加上胆俞（见081页）效果会更佳。

精神和神经系统疾病

1 首先灸这里 ▼ 肝俞

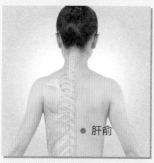

肝俞

位于背部，当第九胸椎棘突下，旁开1.5寸。

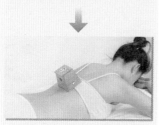

点燃艾灸盒灸治肝俞穴10～15分钟，以热感循经传导、气至病所为佳。

2 其次灸这里 ▼ 三阴交

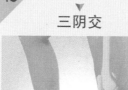

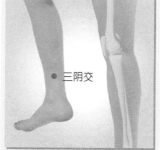

三阴交

位于小腿内侧，当足内踝尖上3寸，胫骨内侧缘后方。

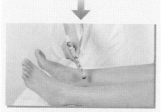

用艾条温和灸法灸治三阴交穴10～15分钟，以热感循经传导、气至病所为佳。

3 最后灸这里 ▼ 太冲

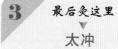

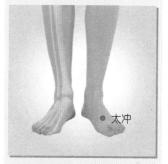

太冲

位于足背侧，当第一跖骨间隙的后方凹陷处。

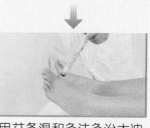

用艾条温和灸法灸治太冲穴10～15分钟，以皮肤温热而无灼痛感为度。

精神和神经系统疾病

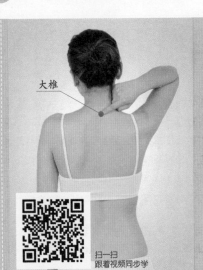

大椎

扫一扫
跟着视频同步学

癫痫

○癫痫俗称"羊癫风"，是大脑神经元突发性异常放电导致出现短暂的大脑功能障碍的一种慢性疾病。以突然昏仆、口吐涎沫、两目上视、四肢抽搐，或口中如有猪羊叫声等为临床特征，可表现为自主神经、意识及精神障碍。

穴位 特效穴位包括百会、大椎、中脘。再加上神门（见023页）、足三里（见022页）效果会更佳。

---

1 首先灸这里 ▼ 百会

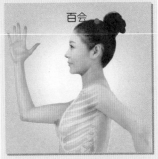

百会

位于头部，当前发际正中直上5寸，或两耳尖连线的中点处。

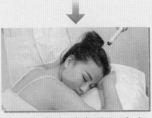

用艾条悬灸法灸治百会穴10～15分钟，以出现循经感传、气至病所为佳。

2 其次灸这里 ▼ 大椎

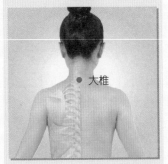

大椎

位于后正中线上，第七颈椎棘突下凹陷中。

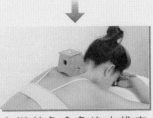

点燃艾灸盒灸治大椎穴10～15分钟，以出现循经感传、气至病所为佳。

3 最后灸这里 ▼ 中脘

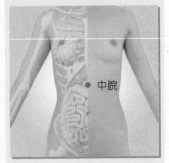

中脘

位于上腹部，前正中线上，当脐中上4寸。

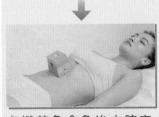

点燃艾灸盒灸治中脘穴15～20分钟，以皮肤温热而无灼痛感为度。

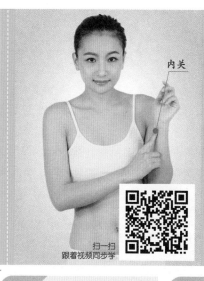

呕吐

内关

○呕吐是临床常见病症，既可单独为患，也可见于多种疾病，是机体的一种防御反射动作。可分为3个阶段，即恶心、干呕和呕吐，恶心常为呕吐的前驱症状，表现为上腹部特殊不适感，常伴有头晕、流涎。

扫一扫
跟着视频同步学

穴位 特效穴位包括神阙、内关、足三里。再加上中脘（见039页）效果会更佳。

消化系统疾病

---

1 首先灸这里 ▼ **神阙**

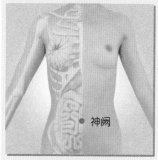

神阙

位于腹中部，脐中央。

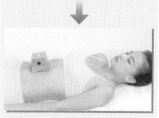

点燃艾灸盒灸治中脘穴和神阙穴15～20分钟，以热感循经传导、气至病所为佳。

---

2 其次灸这里 ▼ **内关**

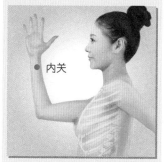

内关

位于前臂掌侧，当曲泽与大陵的连线上，腕横纹上2寸，掌长肌腱与桡侧腕屈肌腱之间。

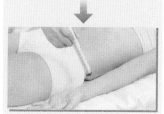

用艾条温和灸法灸治内关穴10～15分钟，以皮肤温热而无灼痛感为度。

---

3 最后灸这里 ▼ **足三里**

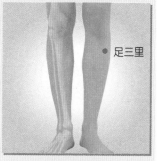

足三里

位于小腿前外侧，当犊鼻下3寸，距胫骨前缘一横指（中指）。

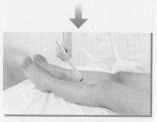

用艾条温和灸法灸治足三里穴10～15分钟，以出现循经感传、气至病所为佳。

消化系统疾病

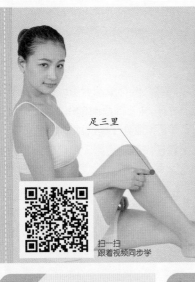

足三里

扫一扫
跟着视频同步学

反流性食管炎

○反流性食管炎是由于胃、十二指肠内容物反流入食管引起的食管炎症性病变，食管黏膜的破损，即食管糜烂或食管溃疡和纤维化。主要症状有胸骨后及剑突下有烧灼感、烧灼痛、反酸、呕吐和吞咽困难。中医认为本病属"胃脘痛"、"胸痛"、"呕吐"等范畴。

穴位 特效穴位包括中脘、内关、足三里。再加上神阙（见058页）效果会更佳。

1 首先灸这里 ▼ 中脘

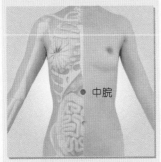

中脘

位于上腹部，前正中线上，当脐中上4寸。

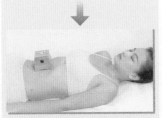

点燃艾灸盒灸治中脘穴15～20分钟，以皮肤温热而无灼痛感为度。

2 其次灸这里 ▼ 内关

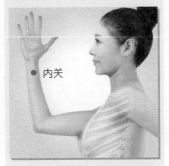

内关

位于前臂掌侧，当曲泽与大陵的连线上，腕横纹上2寸，掌长肌腱与桡侧腕屈肌腱之间。

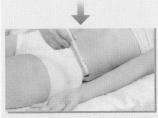

用艾条温和灸法灸治内关穴10～15分钟，以皮肤温热而无灼痛感为度。

3 最后灸这里 ▼ 足三里

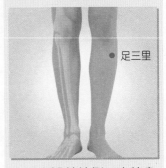

足三里

位于小腿前外侧，当犊鼻下3寸，距胫骨前缘一横指（中指）。

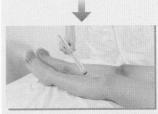

用艾条温和灸法灸治足三里穴10～15分钟，以出现循经感传、气至病所为佳。

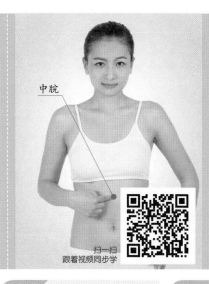

中脘

扫一扫
跟着视频同步学

打嗝

○打嗝，中医称之为呃逆，指气从胃中上逆，喉间频频作声，声音急而短促，是生理上常见的一种现象，由横膈膜痉挛收缩引起。呃逆的原因有多种，一般病情不重，可自行消退。中医辨证时可分为胃中寒冷、胃气上逆、气逆痰阻、脾胃阳虚、胃阴不足等症状。

穴位 特效穴位包括中脘、神阙、足三里。

消化系统疾病

1 首先灸这里 ▼ 中脘

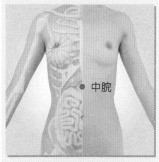

中脘

位于上腹部，前正中线上，当脐中上4寸。

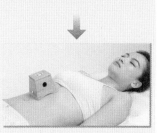

点燃艾灸盒灸治中脘穴10～15分钟，以患者感觉舒适、皮肤潮红为度。

2 其次灸这里 ▼ 神阙

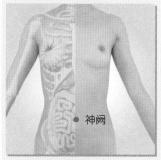

神阙

位于腹中部，脐中央。

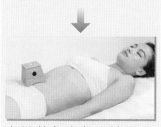

点燃艾灸盒灸治神阙穴10～15分钟，以出现循经感传、气至病所为佳。

3 最后灸这里 ▼ 足三里

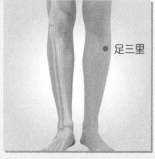

足三里

位于小腿前外侧，当犊鼻下3寸，距胫骨前缘一横指（中指）。

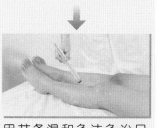

用艾条温和灸法灸治足三里穴10～15分钟，以出现循经感传、气至病所为佳。

消化系统疾病

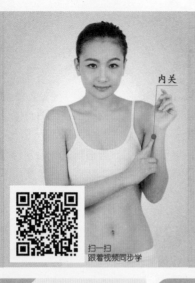

内关

扫一扫
跟着视频同步学

消化性溃疡

○消化性溃疡主要指发生在胃和十二指肠的慢性溃疡，以周期性发作、节律性上腹部疼痛为主要特征。本病绝大多数（95%以上）发病部位位于胃和十二指肠，故又称胃十二指肠溃疡。

穴位 | 特效穴位包括中脘、内关、公孙。再加上神阙（见058页）、足三里（见022页）、太冲（见058页）效果会更佳。

---

1 首先灸这里 ▼ 中脘

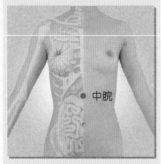

中脘

位于上腹部，前正中线上，当脐中上4寸。

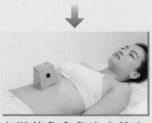

点燃艾灸盒灸治中脘穴15～20分钟，以皮肤温热而无灼痛感为度。

---

2 其次灸这里 ▼ 内关

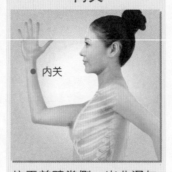

内关

位于前臂掌侧，当曲泽与大陵的连线上，腕横纹上2寸，掌长肌腱与桡侧腕屈肌腱之间。

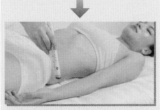

用艾条温和灸法灸治内关穴10～15分钟，以皮肤温热而无灼痛感为度。

---

3 最后灸这里 ▼ 公孙

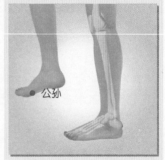

公孙

位于足内侧缘，第一跖骨基底部的前下方，赤白肉际处。

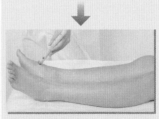

用艾条温和灸法灸治公孙穴10～15分钟，以皮肤温热潮红为度。

腹泻

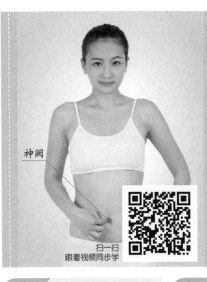

神阙

扫一扫
跟着视频同步学

○腹泻是大肠疾病最常见的一种症状，是指排便次数明显超过日常习惯的排便次数，粪质稀薄，水分增多。腹泻主要分为急性与慢性两种，急性腹泻发病时间为一至两个星期，但慢性腹泻发病时间则在两个月以上，多由肛肠疾病所引起。

穴位 特效穴位包括中脘、神阙、足三里。再加上天枢（见022页）、气海（见029页）、关元（见032页）效果会更佳。

消化系统疾病

1 首先灸这里 ▼ 中脘

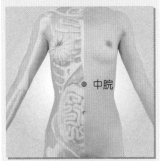

中脘

位于上腹部，前正中线上，当脐中上4寸。

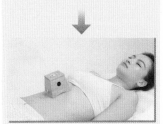

点燃艾灸盒灸治中脘穴10～15分钟，以患者感觉舒适、皮肤潮红为度。

2 其次灸这里 ▼ 神阙

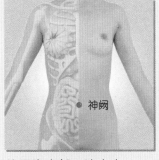

神阙

位于腹中部，脐中央。

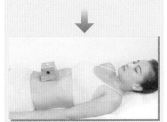

点燃艾灸盒灸治神阙穴10～15分钟，以患者感觉舒适、皮肤潮红为度。

3 最后灸这里 ▼ 足三里

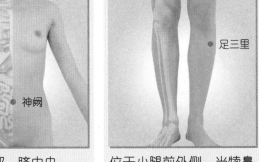

足三里

位于小腿前外侧，当犊鼻下3寸，距胫骨前缘一横指（中指）。

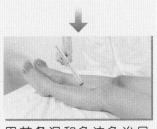

用艾条温和灸法灸治足三里穴10～15分钟，以出现循经感传、气至病所为佳。

消化系统疾病

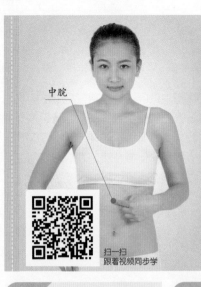

中脘

扫一扫
跟着视频同步学

腹胀

○腹胀是一种常见的消化系统症状，引起腹胀的原因主要见于胃肠道胀气、各种原因所致的腹水、腹腔肿瘤等。正常人胃肠道内可有少量气体，约150毫升，当咽入胃内空气过多或因消化吸收功能不良使胃肠道内产气过多，而肠道内的气体又不能从肛门排出体外时，则可导致腹胀。

穴位 特效穴位包括中脘、足三里、脾俞。再加上胃俞（见163页）效果会更佳。

---

1 首先灸这里
▼
中脘

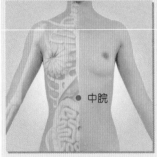

●中脘

位于上腹部，前正中线上，当脐中上4寸。

↓

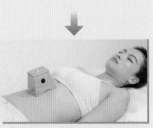

点燃艾灸盒灸治中脘穴10～15分钟，以患者感觉舒适、皮肤潮红为度。

---

2 其次灸这里
▼
足三里

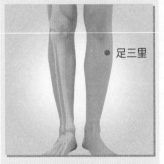

●足三里

位于小腿前外侧，当犊鼻下3寸，距胫骨前缘一横指（中指）。

↓

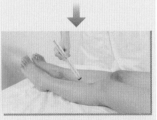

用艾条温和灸法灸治足三里穴10～15分钟，以出现循经感传、气至病所为佳。

---

3 最后灸这里
▼
脾俞

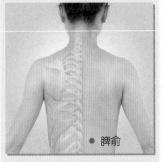

●脾俞

位于背部，当第十一胸椎棘突下，旁开1.5寸。

↓

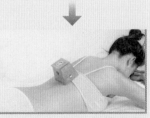

点燃艾灸盒灸治脾俞穴10～15分钟，以患者感觉舒适、皮肤潮红为度。

消化系统疾病

肠易激综合征

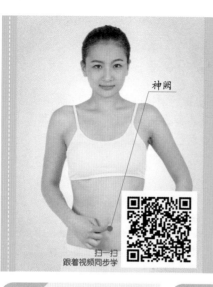

神阙

○肠易激综合征是由胃肠道动力异常或肠道感染所引起的肠道功能紊乱性疾病，主要临床表现有心悸、腹痛、腹胀、腹泻或便秘、多汗、恶心、呕吐等，可持续反复发作，与脾、胃、肝、肾关系密切。精神过度紧张、饮食不当、寒冷等因素均可诱发其症状发作或加重。

扫一扫
跟着视频同步学

穴位 特效穴位包括中脘、神阙、气海。

1 首先灸这里 ▼ 中脘	**2** 其次灸这里 ▼ 神阙	**3** 最后灸这里 ▼ 气海
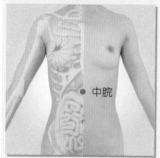 ● 中脘	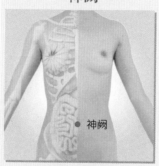 ● 神阙	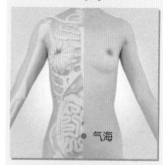 ● 气海
位于上腹部，前正中线上，当脐中上4寸。	位于腹中部，脐中央。	位于下腹部正中线上，当脐中下1.5寸。
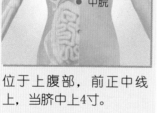	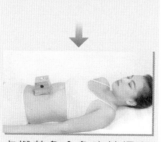	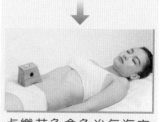
点燃艾灸盒灸治中脘穴10～15分钟，以患者感觉舒适、皮肤潮红为度。	点燃艾灸盒灸治神阙穴10～15分钟，以出现循经感传、气至病所为佳。	点燃艾灸盒灸治气海穴10～15分钟，以患者感觉舒适、皮肤潮红为度。

消化系统疾病

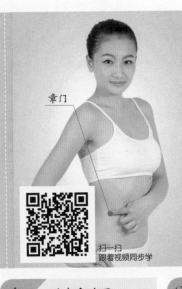

章门

扫一扫
跟着视频同步学

脂肪肝

〇脂肪肝，是指由于各种原因引起的肝细胞内脂肪堆积过多的病变。脂肪性肝病正严重地威胁着国人的健康，成为仅次于病毒性肝炎的第二大肝病，已被公认为隐蔽性肝硬化的常见原因。

穴位 特效穴位包括中脘、章门、肾俞。再加上关元（见032页）、足三里（见022页）、肝俞（见039页）效果会更佳。

1 首先灸这里 ▼ 中脘

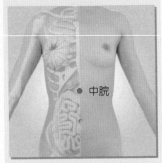

中脘

位于上腹部，前正中线上，当脐中上4寸。

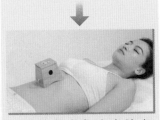

点燃艾灸盒灸治中脘穴10～15分钟，以患者感觉舒适、皮肤潮红为度。

2 其次灸这里 ▼ 章门

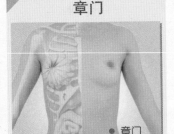

章门

位于侧腹部，当第十一肋游离端的下方。

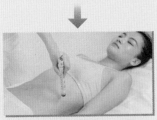

用艾条温和灸法灸治章门穴10～15分钟，以患者感觉舒适、皮肤潮红为度。

3 最后灸这里 ▼ 肾俞

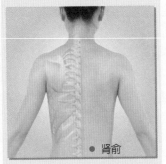

肾俞

位于腰部，当第二腰椎棘突下，旁开1.5寸。

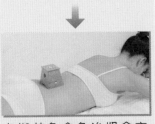

点燃艾灸盒灸治肾俞穴10～15分钟，以出现循经感传、气至病所为佳。

肝硬化

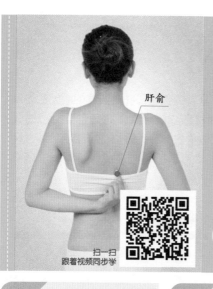

肝俞

扫一扫
跟着视频同步学

○肝硬化是由一种或多种疾病长期形成的肝损害，肝脏细胞纤维化病变。主要致病因素有肝炎病毒、酗酒、胆汁淤积、寄生虫感染等。肝硬化早期患者症状较轻，主要表现为食欲不振、全身无力、腹部胀满、上腹部不适或隐痛等。

穴位 特效穴位包括中极、足三里、肝俞。再加上中脘（见039页）、关元（见032页）、胆俞（见081页）效果会更佳。

消化系统疾病

1 首先灸这里 ▼ 中极

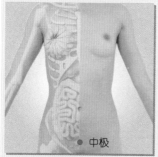

中极

位于上腹部，前正中线上，当脐中下4寸。

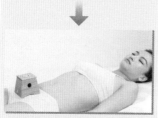

点燃艾灸盒灸治中极穴10～15分钟，以患者感觉舒适、皮肤潮红为度。

2 其次灸这里 ▼ 足三里

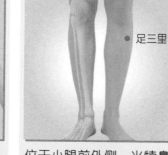

足三里

位于小腿前外侧，当犊鼻下3寸，距胫骨前缘一横指（中指）。

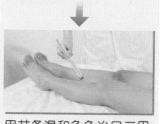

用艾条温和灸灸治足三里穴10～15分钟，以热感循经传导、气至病所为佳。

3 最后灸这里 ▼ 肝俞

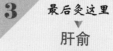

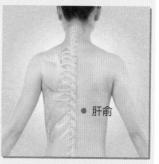

肝俞

位于背部，当第九胸椎棘突下，旁开1.5寸。

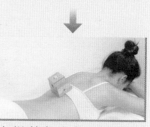

点燃艾灸盒灸治肝俞穴10～15分钟，以热感循经传导、气至病所为佳。

消化系统疾病

肝炎

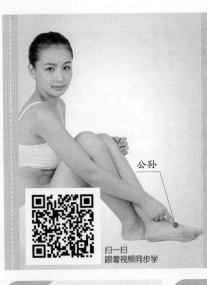

扫一扫
跟着视频同步学

○肝炎是肝脏出现的炎症，肝炎致病的原因各异，最常见的是病毒造成的，此外还有自身免疫造成的。酗酒也可以导致肝炎。肝炎的早期症状及表现有食欲减退，消化功能差，进食后腹胀，没有饥饿感。

穴位 特效穴位包括神阙、足三里、公孙。再加上天枢（见022页）、关元（见032页）、三阴交（见025页）效果会更佳。

1 首先灸这里 ▼ 神阙	2 其次灸这里 ▼ 足三里	3 最后灸这里 ▼ 公孙
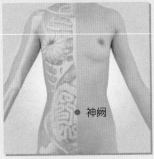	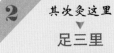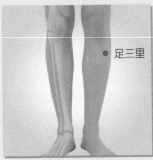	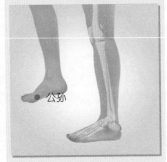
位于腹中部，脐中央。	位于小腿前外侧，当犊鼻下3寸，距胫骨前缘一横指（中指）。	位于足内侧缘，当第一跖骨基底的前下方。
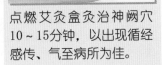	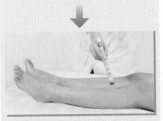	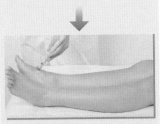
点燃艾灸盒灸治神阙穴10～15分钟，以出现循经感传、气至病所为佳。	用艾条温和灸法灸治足三里穴10～15分钟，以出现循经感传、气至病所为佳。	用艾条温和灸法灸治公孙穴10～15分钟，以皮肤温热潮红为度。

消化系统疾病

胆结石

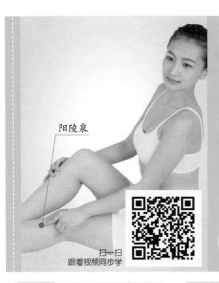

阳陵泉

○胆结石是指发生在胆囊内的结石所引起的疾病，是一种常见病，随年龄增长，发病率也逐渐升高，且女性明显多于男性。随着生活水平的提高，饮食习惯的改变，卫生条件的改善，我国的胆石症已由以胆管的胆色素结石为主逐渐转变为以胆囊胆固醇结石为主。

扫一扫
跟着视频同步学

穴位　特效穴位包括阳陵泉、足三里、胆俞。

1 首先灸这里	2 其次灸这里	3 最后灸这里
▼ 阳陵泉	▼ 足三里	▼ 胆俞

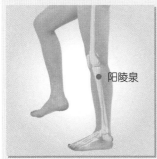

阳陵泉

位于小腿外侧，当腓骨头前下方凹陷处。

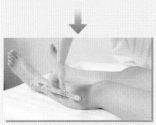

用艾条温和灸法灸治阳陵泉穴10～15分钟，以皮肤温热而无灼痛感为度。

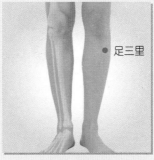

足三里

位于小腿前外侧，当犊鼻下3寸，距胫骨前缘一横指（中指）。

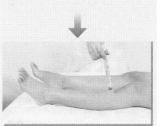

用艾条温和灸法灸治足三里穴10～15分钟，以出现循经感传、气至病所为佳。

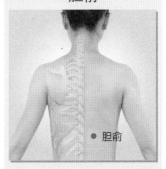

胆俞

位于背部，当第十胸椎棘突下，旁开1.5寸。

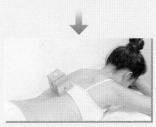

点燃艾灸盒灸治灸治胆俞穴10～15分钟，以热感循经传导、气至病所为佳。

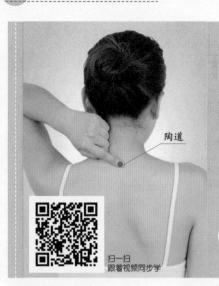

陶道

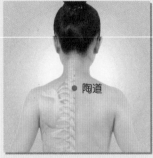

扫一扫
跟着视频同步学

痔疮

○痔疮是肛肠科最常见的疾病。临床上分为三种类型：位于齿状线以上的为内痔，在肛门齿状线以外的为外痔，二者混合存在的称混合痔。

穴位 特效穴位包括陶道、百会、大肠俞。再加上百会（见064页）、肾俞（见029页）、长强（见113页）、足三里（见022页）、三阴交（见025页）效果会更佳。

1 首先灸这里 ▼ 陶道

位于背部，当后正中线上，第一胸椎棘突下凹陷中。

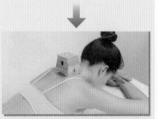

点燃艾灸盒灸治陶道穴10～15分钟，以患者感觉舒适、皮肤潮红为度。

2 其次灸这里 ▼ 百会

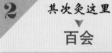
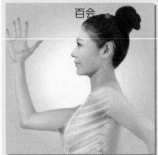

位于头部，当前发际正中直上5寸，或两耳尖连线的中点处。

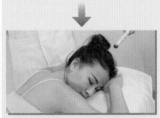

用艾条悬灸法灸治百会穴10～15分钟，以出现循经感传、气至病所为佳。

3 最后灸这里 ▼ 大肠俞

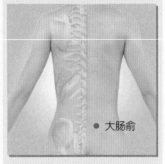

位于腰部，当第四腰椎棘突下，旁开1.5寸。

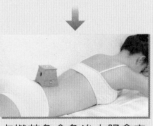

点燃艾灸盒灸治大肠俞穴10～15分钟，以患者感觉舒适、皮肤潮红为度。

胃下垂

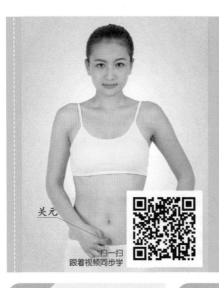

关元

扫一扫
跟着视频同步学

○胃下垂是指站立时胃大弯抵达盆腔，胃小弯弧线最低点降到髂嵴连线以下。主要因素是膈肌悬力不足，支撑内脏器官的韧带松弛，或腹内压降低，腹肌松弛。轻度下垂者一般无症状，下垂明显者饭后有明显饱胀感，伴恶心、嗳气、厌食、便秘等症。

穴位 特效穴位包括梁门、关元、足三里。再加上中脘（见039页）效果会更佳。

消化系统疾病

---

1 首先灸这里
▼
梁门

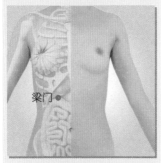

梁门●

位于上腹部，当脐中上4寸，距前正中线2寸。

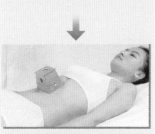

点燃艾灸盒灸治梁门穴10～15分钟，以皮肤温热而无灼痛感为度。

---

2 其次灸这里
▼
关元

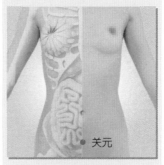

● 关元

位于下腹部，前正中线上，当脐中下3寸。

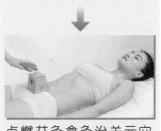

点燃艾灸盒灸治关元穴10～15分钟，以皮肤温热而无灼痛感为度。

---

3 最后灸这里
▼
足三里

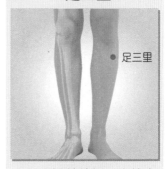

● 足三里

位于小腿前外侧，当犊鼻下3寸，距胫骨前缘一横指（中指）。

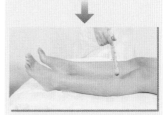

用艾条温和灸法灸治足三里穴10～15分钟，以出现循经感传、气至病所为佳。

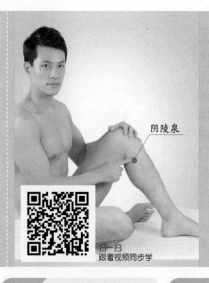

阴陵泉

扫一扫
跟着视频同步学

慢性肾炎

○慢性肾炎是一种常见的慢性肾脏疾病。此病潜伏时间长，病情发展缓慢，以青、中年男性为主。大部分患者有明显血尿、浮肿、高血压症状，并有全身乏力、纳差、腹胀、贫血等症状。

穴位

特效穴位包括阴陵泉、涌泉、肾俞。再加上中脘（见039页）、神阙（见058页）、关元（见032页）、足三里（见022页）、丰隆（见046页）效果会更佳。

1 首先灸这里 ▼ 阴陵泉

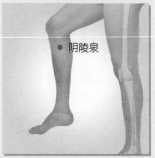

阴陵泉

位于小腿内侧，当胫骨内侧髁后下方凹陷处。

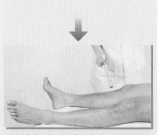

用艾条温和灸法灸治阴陵泉穴10～15分钟，以皮肤温热而无灼痛感为度。

2 其次灸这里 ▼ 涌泉

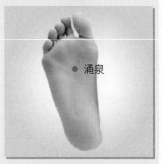

涌泉

位于足底部蜷足时足前部凹陷处，约当足底二、三趾趾缝纹头端与足跟连线的前1/3与后2/3交点上。

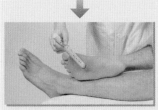

用艾条温和灸法灸治涌泉穴10～15分钟，以皮肤温热而无灼痛感为度。

3 最后灸这里 ▼ 肾俞

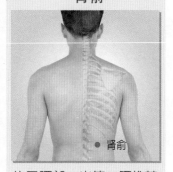

肾俞

位于腰部，当第二腰椎棘突下，旁开1.5寸。

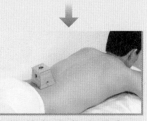

点燃艾灸盒灸治肾俞穴10～15分钟，以出现循经感传、气至病所为佳。

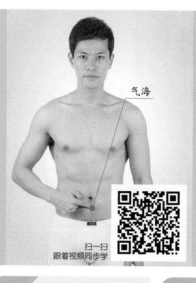

气海

扫一扫
跟着视频同步学

前列腺炎

○前列腺炎是社会上成年男性常见病之一，是由多种复杂原因和诱因引起的前列腺的炎症。前列腺炎的临床表现具有多样化，以尿道刺激症状和慢性盆腔疼痛为其主要表现。

穴位　特效穴位包括命门、气海、三阴交。再加上肾俞（见029页）、关元（见032页）、中极（见028页）效果会更佳。

泌尿生殖系统疾病

---

1 首先灸这里 ▼ 命门	**2** 其次灸这里 ▼ 气海	**3** 最后灸这里 ▼ 三阴交
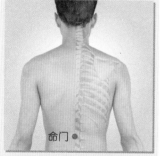	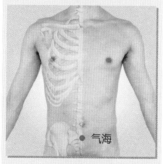	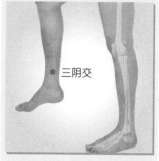
位于腰部，当后正中线上，第二腰椎棘突下凹陷中。	位于下腹部，前正中线上，当脐中下1.5寸。	位于小腿内侧，当足内踝尖上3寸，胫骨内侧缘后方。
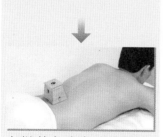	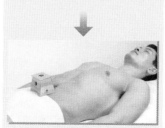	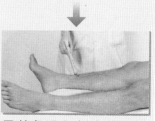
点燃艾灸盒灸治命门穴10～15分钟，至患者感觉局部温热舒适而不灼烫为宜。	点燃艾灸盒灸治气海穴10～15分钟，至患者感觉局部温热舒适而不灼烫为宜。	用艾条温和灸法灸治三阴交穴10～15分钟，以热感循经传导、气至病所为佳。

泌尿生殖系统疾病

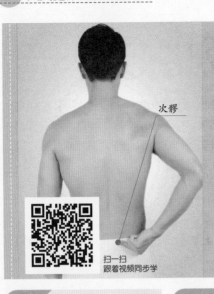

次髎

扫一扫
跟着视频同步学

尿潴留

○尿潴留是指膀胱内积有大量尿液而不能排出的疾病，分为急性尿潴留和慢性尿潴留。前者常常是有明显尿意而不能排出引起疼痛，使患者焦虑不适。后者是由于持久而严重的梗阻病变引起的排尿困难，表现为尿频、尿不尽感、下腹胀满不适等。

穴位 特效穴位包括气海、三阴交、次髎。再加上关元（见032页）、中极（见028页）效果会更佳。

1 首先灸这里 ▼ 气海

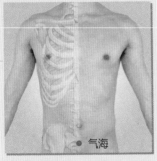

气海

位于下腹部，前正中线上，当脐中下1.5寸。

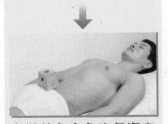

点燃艾灸盒灸治气海穴10～15分钟，至患者感觉局部温热舒适而不灼烫为宜。

2 其次灸这里 ▼ 三阴交

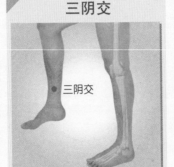

三阴交

位于小腿内侧，当足内踝尖上3寸，胫骨内侧缘后方。

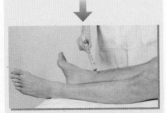

用艾条温和灸法灸治三阴交穴10～15分钟，以热感循经传导、气至病所为佳。

3 最后灸这里 ▼ 次髎

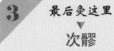
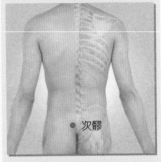

次髎

位于骶部，当髂后上棘内下方，适对第二骶后孔处。

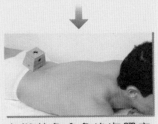

点燃艾灸盒灸治次髎穴10～15分钟，至患者感觉局部温热舒适而不灼烫为宜。

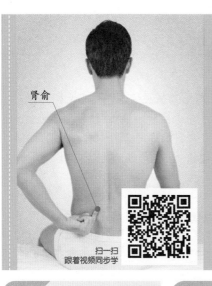

肾俞

扫一扫
跟着视频同步学

早泄

○早泄是指性交时间极短，或阴茎插入阴道就射精，不能正常进行性交的一种病症，是一种最常见的男性性功能障碍。中医认为多由于房劳过度或频犯手淫，导致肾精亏耗，肾阴不足，或体虚羸弱，虚损遗精日久，肾气不固，导致肾阴阳俱虚所致。

穴位 特效穴位包括肾俞、神阙、足三里。再加上腰阳关（见082页）、关元（见032页）、中极（见028页）效果会更佳。

泌尿生殖系统疾病

1 首先灸这里 ▼ 肾俞

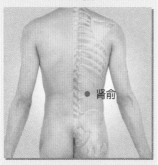

位于腰部，当第二腰椎棘突下，旁开1.5寸。

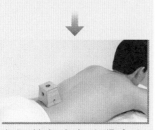

点燃艾灸盒灸治肾俞穴10~15分钟，以出现循经感传、气至病所为佳。

2 其次灸这里 ▼ 神阙

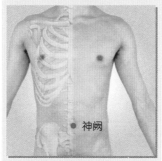

位于腹中部，脐中央。

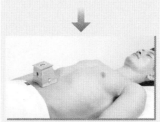

点燃艾灸盒灸治神阙穴10~15分钟，以出现循经感传、气至病所为佳。

3 最后灸这里 ▼ 足三里

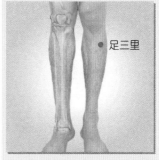

足三里

位于小腿前外侧，当犊鼻下3寸，距胫骨前缘一横指（中指）。

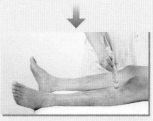

用艾条温和灸法灸治足三里穴10~15分钟，以出现循经感传、气至病所为佳。

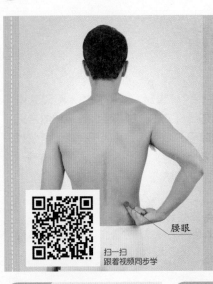

扫一扫
跟着视频同步学

腰眼

遗精

○遗精是指无性交而精液自行外泄的一种男性疾病。一般成人男性遗精一周不超过1次属正常的生理现象；如果一周遗精数次或一日数次，并伴有精神萎靡、腰酸腿软、心慌气喘，则属于病理性。

穴位 特效穴位包括腰眼、气海、足三里。再加上肾俞（见029页）、关元（见032页）、命门（见050页）效果会更佳。

1 首先灸这里 ▼ 腰眼	**2** 其次灸这里 ▼ 气海	**3** 最后灸这里 ▼ 足三里
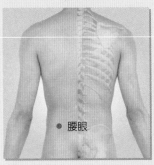 腰眼	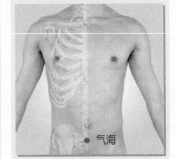 气海	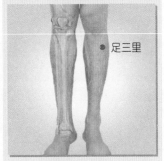 足三里
位于腰部，当第四腰椎棘突下，旁开约3.5寸凹陷中。	位于下腹部，前正中线上，当脐中下1.5寸。	位于小腿前外侧，当犊鼻下3寸，距胫骨前缘一横指（中指）。
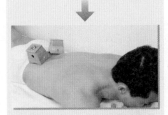	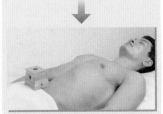	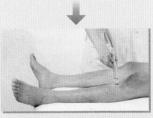
点燃艾灸盒灸治腰眼穴10~15分钟，至患者感觉局部温热舒适而不灼烫为宜。	点燃艾灸盒灸治气海穴10~15分钟，至患者感觉局部温热舒适而不灼烫为宜。	用艾条雀啄灸法灸治足三里穴10~15分钟，以热感循经传导、气至病所为佳。

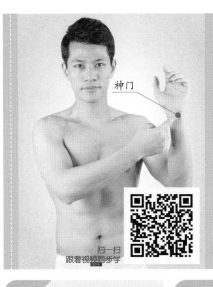

阴囊潮湿

○阴囊潮湿是指由于脾虚肾虚、药物过敏、缺乏维生素、真菌滋生等原因引起的男性阴囊糜烂、潮湿、瘙痒等症状，是一种男性特有的皮肤病。可分为急性期、亚急性期、慢性期三个过程。

穴位 特效穴位包括陶道、神门、阴陵泉。再加上肺俞（见046页）、曲池（见030页）效果会更佳。

泌尿生殖系统疾病

扫一扫
跟着视频同步学

1 首先灸这里 ▼ 陶道

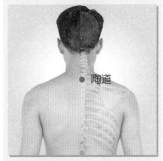

位于背部，后正中线上，第一胸椎棘突下凹陷中。

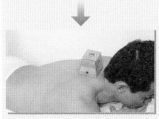

点燃艾灸盒灸治陶道穴5分钟，至患者感觉局部温热舒适而不灼烫为宜。

2 其次灸这里 ▼ 神门

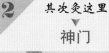
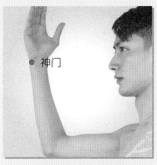

位于腕部，腕掌侧横纹尺侧端，尺侧腕屈肌腱的桡侧凹陷处。

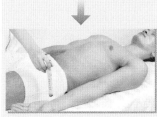

用艾条温和灸法灸治神门穴10~15分钟，以患者感觉舒适、皮肤潮红为度。

3 最后灸这里 ▼ 阴陵泉

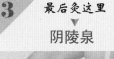
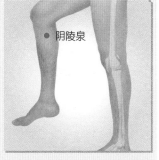

位于小腿内侧，胫骨内侧髁后下方凹陷处。

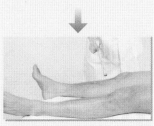

用艾条雀啄灸法灸治阴陵泉穴10~15分钟，以患者感觉舒适、皮肤潮红为度。

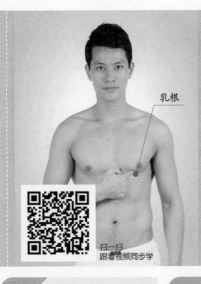

乳根

扫一扫
跟着视频同步学

性冷淡

〇性冷淡是指由于疾病、精神、年龄等因素导致的性欲缺乏，即对性生活缺乏兴趣。性冷淡的生理症状主要体现在：对性爱抚无反应、无性爱快感、迟钝、缺乏性高潮、性器官发育不良等。心理症状主要是对性爱恐惧、厌恶及心理抵触等。

穴位 特效穴位包括气海、乳根、次髎。再加上膻中（见023页）、命门（见050页）效果会更佳。

---

1 首先灸这里
▼
气海

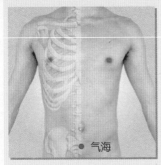

气海

位于下腹部，前正中线上，当脐中下1.5寸。

⬇

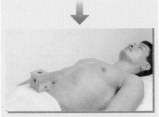

点燃艾灸盒灸治气海穴10~15分钟，至患者感觉局部温热舒适而不灼烫为宜。

---

2 其次灸这里
▼
乳根

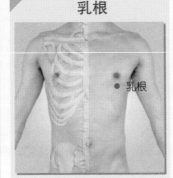

乳根

位于乳房根部，第五肋间隙，距前正中线4寸。

⬇

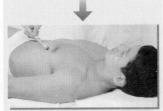

用艾条温和灸法灸治乳根穴10~15分钟，以患者感觉舒适、皮肤潮红为度。

---

3 最后灸这里
▼
次髎

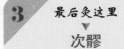
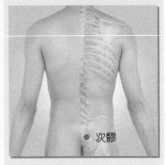

次髎

位于骶部，当髂后上棘内下方，适对第二骶后孔处。

⬇

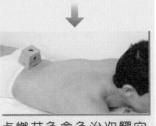

点燃艾灸盒灸治次髎穴10~15分钟，至患者感觉局部温热舒适而不灼烫为宜。

不育症

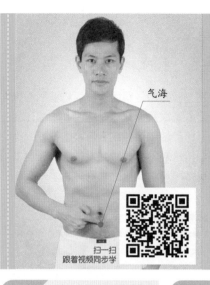

气海

○生育的基本条件是男子要具有正常的性功能和能与卵子结合的正常精子。不育症指正常育龄夫妇婚后有正常性生活，长期不避孕，却未生育。在已婚夫妇中发生不育者有15%，其中单纯女性因素为50%，单纯男性为30%左右。男性多由于男性内分泌疾病、生殖道感染、男性性功能障碍等引起。

扫一扫
跟着视频同步学

穴位 特效穴位包括气海、足三里、三阴交。再加上关元（见032页）效果会更佳。

泌尿生殖系统疾病

---

1 首先灸这里 ▼ 气海

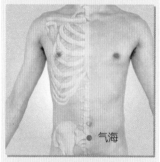

气海

位于下腹部，前正中线上，当脐中下1.5寸。

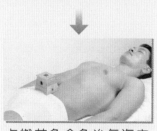

点燃艾灸盒灸治气海穴10～15分钟，至患者感觉局部温热舒适而不灼烫为宜。

2 其次灸这里 ▼ 足三里

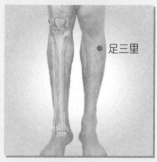

足三里

位于小腿前外侧，当犊鼻下3寸，距胫骨前缘一横指（中指）。

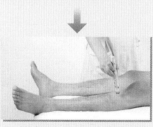

用艾条温和灸法灸治足三里穴10～15分钟，以出现循经感传、气至病所为佳。

3 最后灸这里 ▼ 三阴交

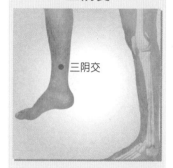

三阴交

位于小腿内侧，当足内踝尖上3寸，胫骨内侧缘后方。

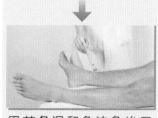

用艾条温和灸法灸治三阴交穴10～15分钟，以热感循经传导、气至病所为佳。

泌尿生殖系统疾病

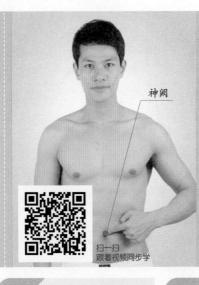

神阙

扫一扫
跟着视频同步学

肾结石

○肾结石是指发生于肾盏、肾盂及肾盂与输尿管连接部的结石。肾是泌尿系形成结石的主要部位，且肾结石比其他任何部位结石更易直接损伤肾脏，通常会有阵发性或持续性疼痛，绞痛发作时，尿量减少，缓解后可有多尿现象，此时常见有血尿。

穴位 特效穴位包括肾俞、神阙、三阴交。再加上命门（见050页）、关元（见032页）、太溪（见025页）效果会更佳。

1 首先灸这里 ▼ 肾俞

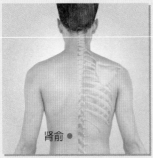

肾俞

位于腰部，当第二腰椎棘突下，旁开1.5寸。

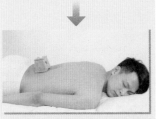

点燃艾灸盒灸治肾俞穴10~15分钟，以出现循经感传、气至病所为佳。

2 其次灸这里 ▼ 神阙

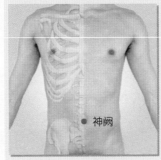

神阙

位于腹中部，脐中央。

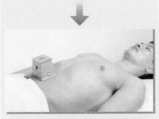

点燃艾灸盒灸治神阙穴10~15分钟，以出现循经感传、气至病所为佳。

3 最后灸这里 ▼ 三阴交

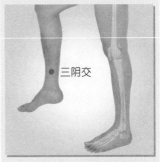

三阴交

位于小腿内侧，当足内踝尖上3寸，胫骨内侧缘后方。

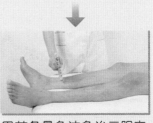

用艾条悬灸法灸治三阴交穴10~15分钟，以热感循经传导、气至病所为佳。

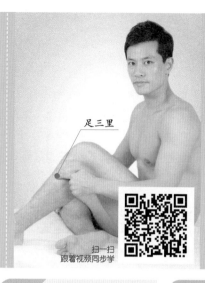

足三里

扫一扫
跟着视频同步学

睾丸病

○睾丸是男人最重要的性器官，它制造精子，分泌雄激素，是男人之所以为男人的根本。现在男性睾丸病的发病率比较高且逐年增加，其主要表现为睾丸红肿、疼痛难忍、静脉曲张等，影响排尿或性生活，给病人带来极大的痛苦。

穴位 特效穴位包括陶道、气海、足三里。再加上肺俞（见046页）、关元（见032页）效果会更佳。

泌尿生殖系统疾病

1　首先灸这里
▼
陶道

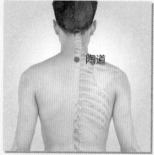

位于背部，后正中线上，第一胸椎棘突下凹陷中。

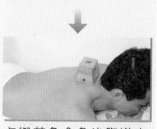

点燃艾灸盒灸治陶道穴10～15分钟，至患者感觉局部温热舒适而不灼烫为宜。

2　其次灸这里
▼
气海

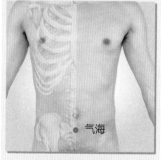

位于下腹部，前正中线上，当脐中下1.5寸。

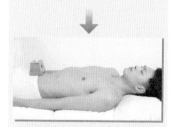

点燃艾灸盒灸治气海穴10～15分钟，至患者感觉局部温热舒适而不灼烫为宜。

3　最后灸这里
▼
足三里

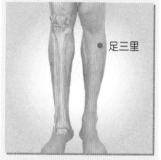

足三里

位于小腿前外侧，当犊鼻下3寸，距胫骨前缘一横指（中指）。

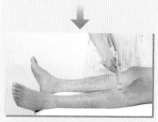

用艾条雀啄灸法灸治足三里穴10～15分钟，以热感循经传导、气至病所为佳。

泌尿生殖系统疾病

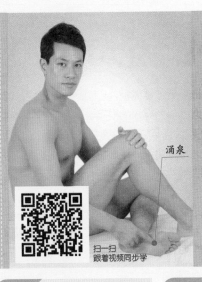

涌泉

扫一扫
跟着视频同步学

血精

○血精是泌尿外科及男科领域一种常见的症状，指在性生活射精和遗精时排出红色的精液。血精症一般以青壮年性活动旺盛期最为多见，且呈间歇性发作，临床上一些血精，未经治疗也可自愈，但往往过数周或数年又复发。

穴位 　特效穴位包括膀胱俞、足三里、涌泉。再加上大肠俞（见022页）、丰隆（见046页）效果会更佳。

1　首先灸这里

▼ 膀胱俞

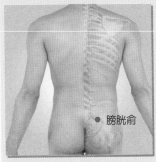

膀胱俞

位于骶部，当骶正中嵴旁1.5寸，平第二骶后孔。

⬇

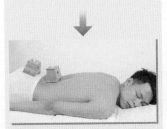

将燃着的两个艾灸盒放于膀胱俞穴、大肠俞穴上灸治10～15分钟，以热感循经传导、气至病所为佳。

2　其次灸这里

▼ 足三里

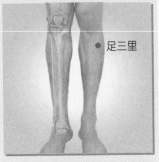

足三里

位于小腿前外侧，当犊鼻下3寸，距胫骨前缘一横指（中指）。

⬇

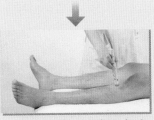

用艾条回旋灸法来回灸治足三里穴10～15分钟，以热感循经传导、气至病所为佳。

3　最后灸这里

▼ 涌泉

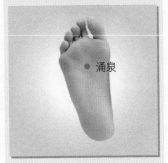

涌泉

位于足底部，约当足底二、三趾趾缝纹头端与足跟连线的1/3与后2/3交点上。

⬇

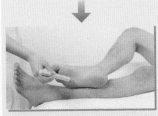

用艾条温和灸法灸治涌泉穴10～15分钟，以皮肤温热而无灼痛感为度。

性欲亢进

○性欲亢进是指性欲过旺，超过正常性交欲望，出现频繁的性兴奋现象，对性行为迫切要求、性交频度增加、性交时间延长的病症。性欲亢进的原因，主要是性中枢兴奋过程增强所致。

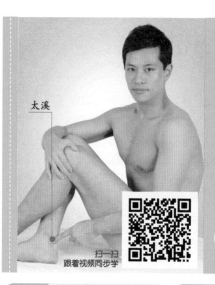

太溪

扫一扫
跟着视频同步学

泌尿生殖系统疾病

穴位 | 特效穴位包括肝俞、太溪、太冲。再加上肾俞（见029页）、命门（见050页）效果会更佳。

1 首先灸这里 ▼ 肝俞

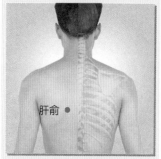

肝俞

位于背部，当第九胸椎棘突下，旁开1.5寸。

点燃艾灸盒灸治肝俞穴、肾俞穴10～15分钟，以热感循经传导、气至病所为佳。

2 其次灸这里 ▼ 太溪

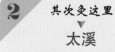
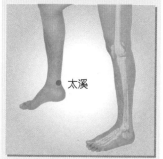

太溪

位于足内侧，内踝后方与脚跟筋腱之间的凹陷处。

用艾条温和灸法灸治太溪穴10～15分钟，以皮肤温热而无灼痛感为度。

3 最后灸这里 ▼ 太冲

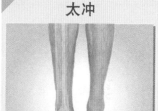

太冲

位于足背侧，当第一趾骨间隙的后方凹陷处。

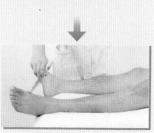

用艾条温和灸法灸治太冲穴10～15分钟，以皮肤温热而无灼痛感为度。

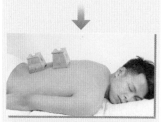
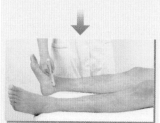

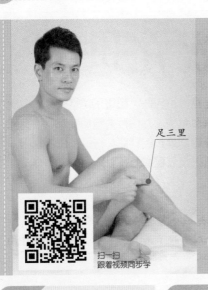

足三里

扫一扫
跟着视频同步学

高血脂

○血脂主要是指血清中的胆固醇和甘油三酯。无论是胆固醇含量增高，还是甘油三酯的含量增高，或是两者皆增高，统称为高脂血症。高血脂可直接引起一些严重危害人体健康的疾病，如脑卒中、冠心病、心肌梗死、心脏猝死等危险病症，也是导致高血压、糖尿病、糖尿病的一个重要危险因素。

穴位 特效穴位包括神阙、关元、足三里。

---

1 首先灸这里
▼
神阙

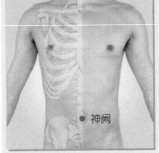

神阙

位于腹中部，脐中央。

⬇

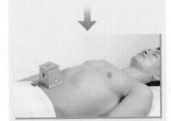

点燃艾灸盒灸治神阙穴10～15分钟，以出现循经感传、气至病所为佳。

---

2 其次灸这里
▼
关元

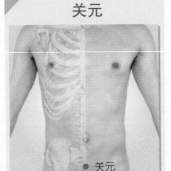

关元

位于下腹部，前正中线上，脐中下3寸。

⬇

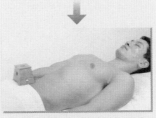

点燃艾灸盒灸治关元穴10～15分钟，以皮肤温热而无灼痛感为度。

---

3 最后灸这里
▼
足三里

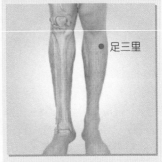

足三里

位于小腿前外侧，当犊鼻下3寸，距胫骨前缘一横指（中指）。

⬇

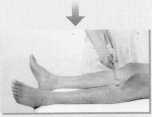

用温和灸法灸治足三里穴10～15分钟，以热感循经传导、气至病所为佳。

糖尿病

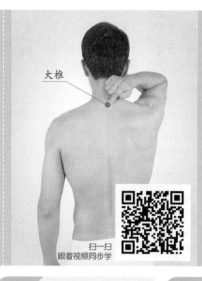

大椎

扫一扫
跟着视频同步学

○糖尿病是由于血中胰岛素相对不足，导致血糖过高，出现糖尿，进而引起脂肪和蛋白质代谢紊乱的常见的内分泌代谢性疾病。临床上可出现多尿、烦渴、多饮、多食、消瘦等表现。

穴位 特效穴位包括大椎、神阙、足三里。再加上肺俞（见046页）、脾俞（见036页）、关元（见032页）效果会更佳。

内分泌及循环系统疾病

---

1 首先灸这里
▼
大椎

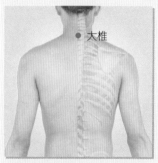

大椎

位于后正中线上，第七颈椎棘突下凹陷中。

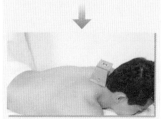

点燃艾灸盒灸治大椎穴10~15分钟，以出现循经感传、气至病所为佳。

---

2 其次灸这里
▼
神阙

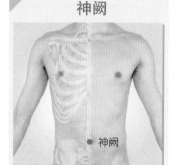

神阙

位于腹中部，脐中央。

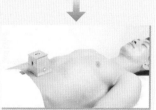

点燃艾灸盒灸治神阙穴10~15分钟，以出现循经感传、气至病所为佳。

---

3 最后灸这里
▼
足三里

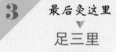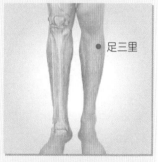

足三里

位于小腿前外侧，当犊鼻下3寸，距胫骨前缘一横指（中指）。

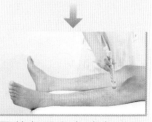

用艾条温和灸法灸治足三里穴10~15分钟，以出现循经感传、气至病所为佳。

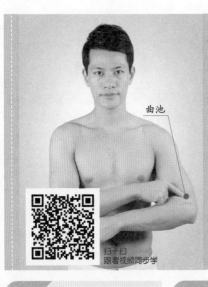

曲池

扫一扫
跟着视频同步学

地方性甲状腺肿大

○地方性甲状腺肿大是碘缺乏病的主要表现之一。碘是甲状腺合成甲状腺激素的重要原料之一，碘缺乏时合成甲状腺激素不足，就会引起垂体分泌过量的促甲状腺素，刺激甲状腺增生肥大。

穴位 特效穴位包括肩井、曲池、足三里。再加上天柱（见054页）、风池（见054页）、合谷（见041页）效果会更佳。

1 首先灸这里 ▼ 肩井	**2** 其次灸这里 ▼ 曲池	**3** 最后灸这里 ▼ 足三里
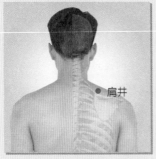	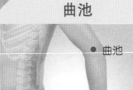 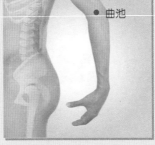	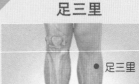 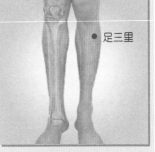
位于肩上，当大椎与肩峰端连线的中点上。	位于肘横纹外侧端，屈肘，当尺泽与肱骨外上髁连线中点。	位于小腿前外侧，当犊鼻下3寸，距胫骨前缘一横指（中指）。
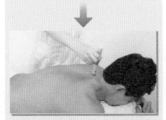	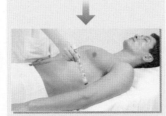	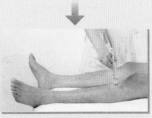
用艾条回旋灸法灸治肩井穴10～15分钟，以局部皮肤潮红、发热为度。	用艾条温和灸法灸治曲池穴10～15分钟，以局部皮肤潮红、发热为度。	用艾条温和灸法灸治足三里穴10～15分钟，以出现循经感传、气至病所为佳。

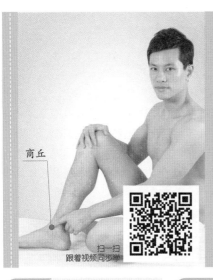

商丘

扫一扫
跟着视频同步学

痛风

○痛风是由于体内嘌呤物质的新陈代谢发生紊乱，导致尿酸产生过多或排出减少所引起的疾病。尿酸过高，尿酸盐结晶会沉积在关节、软骨和肾脏中。病变常侵犯关节、肾脏等组织，引起反复发作性炎性疾病，如急性关节炎、尿路结石、肾绞痛等病症。

穴位 特效穴位包括大椎、中脘、商丘。再加上足三里（见022页）效果会更佳。

（见022页）

内分泌及循环系统疾病

---

1 首先灸这里 ▼ 大椎

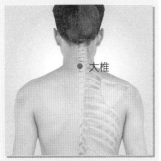

大椎

位于后正中线上，第七颈椎棘突下凹陷中。

↓

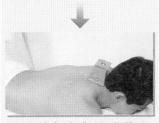

点燃艾灸盒灸治大椎穴10～15分钟，以出现循经感传、气至病所为佳。

---

2 其次灸这里 ▼ 中脘

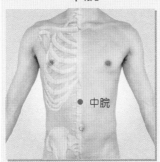

中脘

位于上腹部，前正中线上，当脐中上4寸。

↓

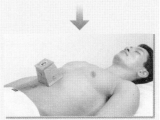

点燃艾灸盒灸治中脘穴10～15分钟，至患者感觉局部温热舒适而不灼烫为度。

---

3 最后灸这里 ▼ 商丘

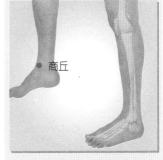

商丘

位于足内踝前下方凹陷中，当舟骨结节与内踝尖连线的中点处。

↓

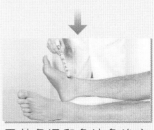

用艾条温和灸法灸治商丘穴10～15分钟，以患者感觉舒适、皮肤潮红为度。

内分泌及循环系统疾病

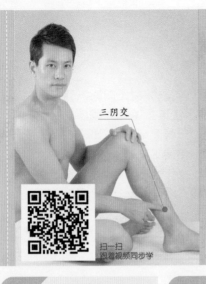

三阴交

扫一扫
跟着视频同步学

肥胖症

○肥胖是指一定程度的明显超重与脂肪层过厚，是体内脂肪尤其是甘油三酯积聚过多而导致的一种状态。肥胖严重者容易引起血压高、心血管病、肝脏病变、肿瘤、睡眠呼吸暂停等一系列的问题。本症状是由于食物摄入过多或机体代谢改变而导致体内脂肪积聚过多，造成体重过度增长所造成的。

穴位 特效穴位包括神阙、足三里、三阴交。再加上丰隆（见046页）、涌泉（见041页）效果会更佳。

---

1 首先灸这里
▼
神阙

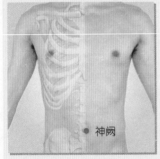

神阙

位于腹中部，脐中央。

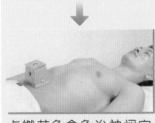

点燃艾灸盒灸治神阙穴10～15分钟，以出现循经感传、气至病所为佳。

---

2 其次灸这里
▼
足三里

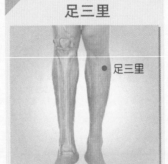

足三里

位于小腿前外侧，当犊鼻下3寸，距胫骨前缘一横指（中指）。

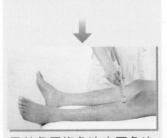

用艾条回旋灸法来回灸治足三里穴10～15分钟，以热感循经传导、气至病所为佳。

---

3 最后灸这里
▼
三阴交

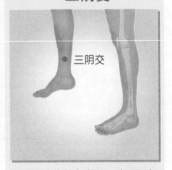

三阴交

位于小腿内侧，当足内踝尖上3寸，胫骨内侧缘后方。

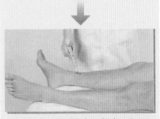

用艾条温和灸法灸治三阴交穴10～15分钟，以热感循经传导、气至病所为佳。

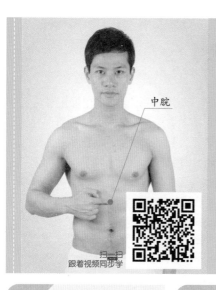

中脘

中暑

○中暑指长时间在高温和热辐射的作用下，机体出现以体温调节障碍，水、电解质代谢紊乱及神经系统与循环系统障碍为主要表现的急性疾病。主要症状有头痛、头晕、口渴、多汗、发热、恶心、呕吐、胸闷、四肢无力发酸、脉搏细速、血压下降，重症者有头痛剧烈、昏厥、昏迷、痉挛等症状。

穴位　特效穴位包括中脘、气海、大椎。

扫一扫
跟着视频同步学

内分泌及循环系统疾病

1 首先灸这里 ▼ 中脘	**2** 其次灸这里 ▼ 气海	**3** 最后灸这里 ▼ 大椎
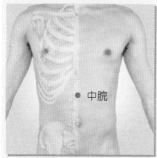 中脘	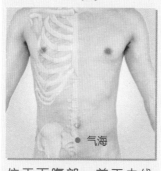 气海	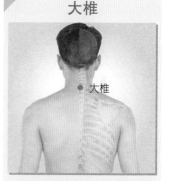 大椎
位于上腹部，前正中线上，当脐中上4寸。	位于下腹部，前正中线上，当脐中下1.5寸。	位于后正中线上，第七颈椎棘突下凹陷中。
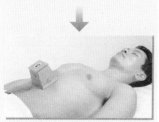	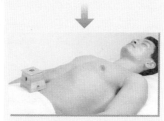	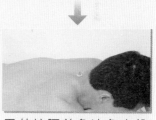
点燃艾灸盒灸治中脘穴10~15分钟，至患者感觉局部温热舒适而不灼烫为度。	点燃艾灸盒灸治气海穴10~15分钟，至患者感觉局部温热舒适而不灼烫为度。	用艾炷隔姜灸法灸大椎穴。每次施灸7壮，每日一次，至患者感觉局部温热舒适为度。

内分泌及循环系统疾病

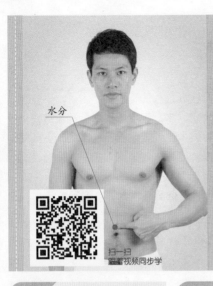

水分

扫一扫
跟着视频同步学

水肿

○水肿是指血管外的组织间隙中有过多的体液积聚，为临床常见症状之一。水肿是全身出现气化功能障碍的一种表现，与肺、脾、肾、三焦各脏腑密切相关。依据症状表现不同而分为阳水、阴水二类，常见于肾炎、肺心病、肝硬化、营养障碍及内分泌失调等疾病。

穴位 特效穴位包括脾俞、水分、三阴交。再加上肾俞（见029页）、太溪（见025页）效果会更佳。

---

1 首先灸这里 ▼ 脾俞

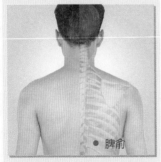

脾俞

位于背部，当第十一胸椎棘突下，旁开1.5寸。

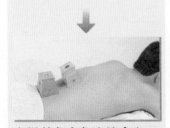

点燃艾灸盒灸治脾俞穴、肾俞穴10～15分钟，至患者感觉局部皮肤温热舒适而不灼烫为宜。

2 其次灸这里 ▼ 水分

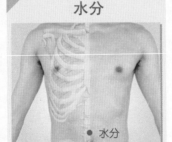

水分

位于上腹部，前正中线上，当脐中上1寸。

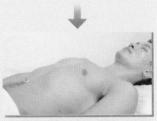

用艾炷隔姜灸灸治水分穴。每次施灸7壮，每日1次，以患者感觉舒适、皮肤潮红为度。

3 最后灸这里 ▼ 三阴交

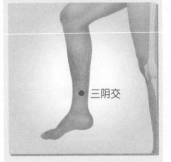

三阴交

位于小腿内侧，当足内踝尖上3寸，胫骨内侧缘后方。

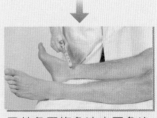

用艾条回旋灸法来回灸治三阴交穴10～15分钟，以热感循经传导、气至病所为佳。

醉酒

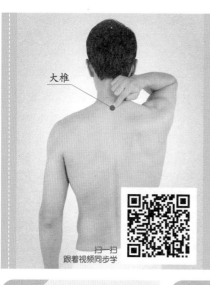

大椎

扫一扫
跟着视频同步学

○醉酒实际就是急性酒精中毒。由于一次饮入过量的酒精或酒类饮料而导致中枢神经系统由兴奋转为抑制的状态，并对肝、肾、胃、脾、心脏等人体重要脏器造成伤害，严重的可导致死亡，大多数成人致死量为纯酒精250~500毫升。人的口腔黏膜、胃肠壁都有吸收酒精的能力。

穴位 特效穴位包括中脘、三阴交、大椎。再加上神阙（见058页）、足三里（见022页）效果会更佳。

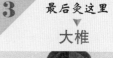

1 首先灸这里 ▼ **中脘**

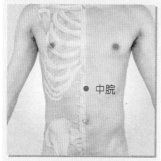

中脘

位于上腹部，前正中线上，当脐中上4寸。

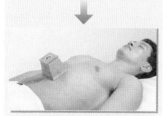

点燃艾灸盒灸治中脘穴10~15分钟，至患者感觉局部皮肤温热舒适而不灼烫为宜。

2 其次灸这里 ▼ **三阴交**

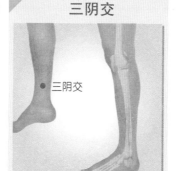

三阴交

位于小腿内侧，当足内踝尖上3寸，胫骨内侧缘后方。

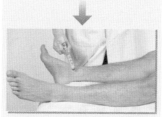

用艾条回旋灸灸治三阴交穴10~15分钟，以热感循经传导、气至病所为佳。

3 最后灸这里 ▼ **大椎**

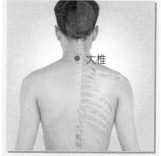

大椎

位于后正中线上，第七颈椎棘突下凹陷中。

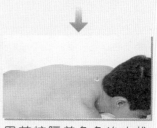

用艾炷隔姜灸灸治大椎穴。每次施灸7壮，每日1次，至患者感觉局部皮肤温热舒适而不灼烫为宜。

内分泌及循环系统疾病

内分泌及循环系统疾病

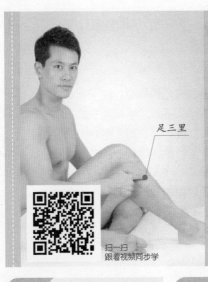

足三里

扫一扫
跟着视频同步学

休克

○休克是指由于机体出现各种严重致病因素引起的急性循环血量不足，导致的以神经与急性循环障碍失调为主的临床综合征。这些致病因素包括大出血、创伤、中毒、烧伤、窒息、感染、过敏、心脏泵功能衰竭等。休克早期症状是在原发症状体征为主的情况下出现轻度兴奋征象。

穴位 特效穴位包括神阙、气海、足三里。再加上关元（见032页）效果会更佳。

---

1 首先灸这里 ▼ 神阙

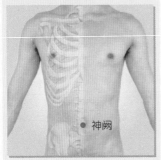

神阙

位于腹中部，脐中央。

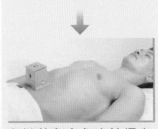

点燃艾灸盒灸治神阙穴10～15分钟，以出现循经感传、气至病所为佳宜。

2 其次灸这里 ▼ 气海

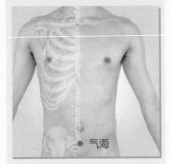

气海

位于下腹部，前正中线上，当脐中下1.5寸。

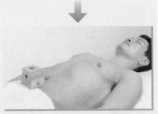

点燃艾灸盒灸治气海穴10～15分钟，至患者感觉局部皮肤温热舒适而不灼烫为宜。

3 最后灸这里 ▼ 足三里

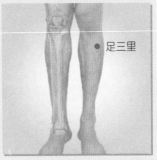

足三里

位于小腿前外侧，当犊鼻下3寸，距胫骨前缘一横指（中指）。

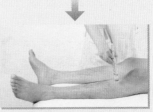

用艾条温和灸法灸治足三里穴10～15分钟，以出现循经感传、气至病所为佳。

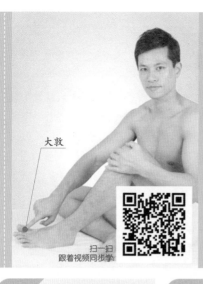

大敦

扫一扫
跟着视频同步学

疝气

○疝气，即人体组织或器官一部分离开了原来的部位，通过人体间隙、缺损或薄弱部位进入另一部位的状态，俗称"小肠串气"，有脐疝、腹股沟直疝、斜疝、切口疝、手术复发疝、白线疝、股疝等。疝气多是因为打喷嚏、用力过度、腹部过肥、用力排便、老年腹壁强度退行性变等原因引起。

内分泌及循环系统疾病

穴位 特效穴位包括身柱、足三里、大敦。再加上百会（见064页）效果会更佳。

---

1 首先灸这里
▼
身柱

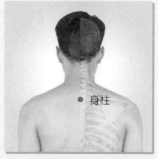

位于背部，后正中线上，第三胸椎棘突下凹陷中。

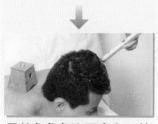

用艾灸条灸治百会穴，艾灸盒灸治身柱穴10～15分钟，以出现循经感传、气至病所为佳。

---

2 其次灸这里
▼
足三里

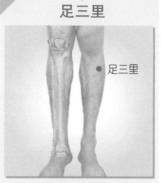

足三里

位于小腿前外侧，当犊鼻下3寸，距胫骨前缘一横指（中指）。

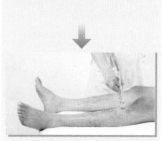

用艾条温和灸法灸治足三里穴10～15分钟，以出现循经感传、气至病所为佳。

---

3 最后灸这里
▼
大敦

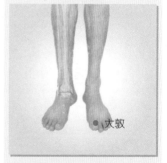

大敦

位于足大趾末节外侧，距趾甲角0.1寸（指寸）。

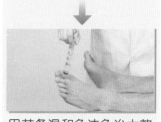

用艾条温和灸法灸治大敦穴10～15分钟，至患者感觉局部皮肤温热舒适而不灼烫为宜。

内分泌及循环系统疾病

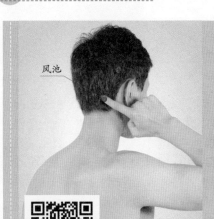

风池

甲亢

○甲亢俗称"大脖子病"。由于甲状腺激素分泌增多，造成身体机能各系统的兴奋和代谢亢进。主要临床表现为：多食、消瘦、畏热、好动、多汗、失眠、激动、易怒等高代谢征候群。

扫一扫
跟着视频同步学

穴位 特效穴位包括中脘、关元、风池。再加上大椎（见045页）、膻中（见023页）、肾俞（见029页）效果会更佳。

---

1 首先灸这里 ▼ 中脘

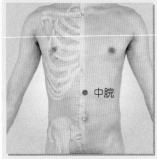

中脘

位于上腹部，前正中线上，当脐中上4寸。

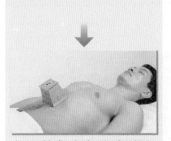

点燃艾灸盒灸治中脘穴10～15分钟，以患者感觉舒适、皮肤潮红为度。

2 其次灸这里 ▼ 关元

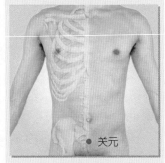

关元

位于下腹部，前正中线上，当脐中下3寸。

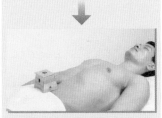

点燃艾灸盒灸治关元穴10～15分钟，以出现循经感传、气至病所为佳。

3 最后灸这里 ▼ 风池

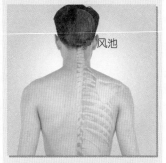

风池

位于项部，当枕骨之下，与风府相平，胸锁乳突肌与斜方肌上端之间的凹陷处。

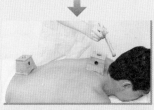

用艾灸盒灸肾俞穴、大椎穴，同时用艾条回旋灸两侧风池穴10～15分钟，以皮肤出现红晕为度。

妇产科疾病

月经不调

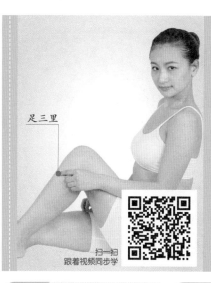

足三里

○月经是机体由于受垂体前叶及卵巢内分泌激素的调节而呈现的有规律的周期性子宫内膜脱落现象。月经不调是指月经的周期、经色、经量、经质发生了改变。如果垂体前叶或卵巢功能异常，就会发生月经不调。

扫一扫
跟着视频同步学

穴位　特效穴位包括关元、足三里、三阴交。再加上气海(见029页)效果会更佳。

1 首先灸这里 ▼ 关元	2 其次灸这里 ▼ 足三里	3 最后灸这里 ▼ 三阴交

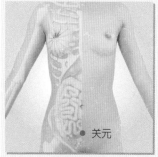

关元

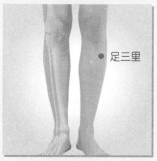

足三里

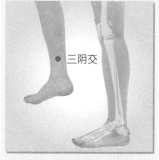

三阴交

位于下腹部，前正中线上，当脐中下3寸。

位于小腿前外侧，当犊鼻下3寸，距胫骨前缘一横指(中指)。

位于小腿内侧，当足内踝尖上3寸，胫骨内侧缘后方。

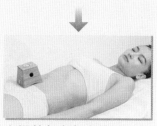

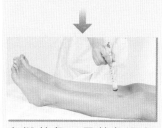

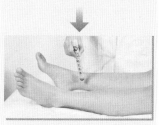

点燃艾灸盒灸治关元穴10分钟，以热感循经传导、气至病所为佳。

点燃艾条，用艾条温和灸法灸治足三里穴5～10分钟，以出现循经感传、气至病所为佳。

点燃艾条，用艾条温和灸法灸治三阴交穴5～10分钟，以患者感觉舒适、皮肤潮红为度。

慢性盆腔炎

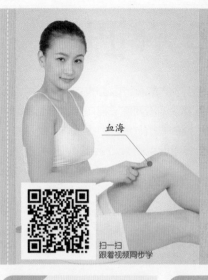

血海

扫一扫
跟着视频同步学

○慢性盆腔炎指的是女性内生殖器官、周围结缔组织及盆腔腹膜发生的慢性炎症。常因为急性炎症治疗不彻底或因患者体质差，病情迁延所致。

穴位 特效穴位包括归来、血海、腰阳关。再加上中脘(见039页)、气海(见029页)、关元(见032页)、子宫(见121页)、足三里(见022页)、命门(见050页)、次髎(见086页)效果会更佳。

---

1 首先灸这里 ▼ 归来

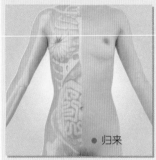

● 归来

位于下腹部，当脐中下4寸，距前正中线2寸。

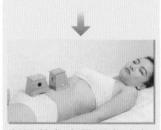

点燃艾灸盒同时灸治归来穴、气海穴、关元穴10～15分钟，以皮肤出现红晕为度。

2 其次灸这里 ▼ 血海

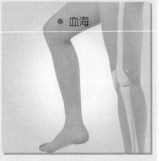

● 血海

屈膝，位于大腿内侧，髌底内侧端上2寸，当股四头肌内侧头的隆起处。

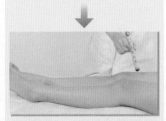

点燃艾条，用艾条温和灸法灸治血海穴10分钟，以患者感觉舒适、皮肤潮红为度。

3 最后灸这里 ▼ 腰阳关

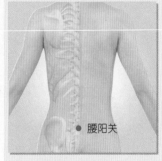

● 腰阳关

位于腰部，当后正中线上，第四腰椎棘突下凹陷中。

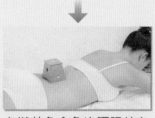

点燃艾灸盒灸治腰阳关穴10～15分钟，以出现循经感传、气至病所为佳。

妇产科疾病

痛经

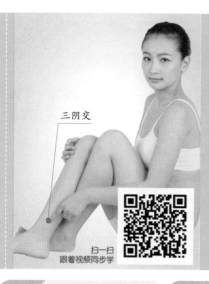

三阴交

○痛经又称"月经痛"，是指妇女在月经前后或经期，下腹部或腰骶部出现的剧烈的疼痛，严重时伴有恶心、呕吐、腹泻，甚则昏厥。其发病原因常与精神因素、内分泌及生殖器局部病变有关。中医认为本病多因情志郁结，或经期受寒饮冷，以致经血滞于胞宫；或体质素弱，胞脉失养引起疼痛。

扫一扫
跟着视频同步学

穴位　特效穴位包括关元、三阴交、八髎。

1 首先灸这里
▼
关元

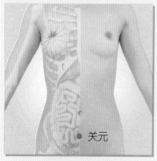

关元

位于下腹部，前正中线上，当脐中下3寸。

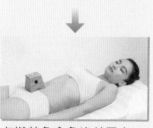

点燃艾灸盒灸治关元穴10分钟，以热感循经传导、气至病所为佳。

2 其次灸这里
▼
三阴交

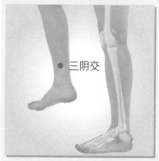

三阴交

位于小腿内侧，当足内踝尖上3寸，胫骨内侧缘后方。

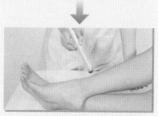

点燃艾条，用艾条悬灸法灸治三阴交穴10分钟，以出现循经感传、气至病所为佳。

3 最后灸这里
▼
八髎

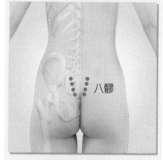

八髎

分为上髎、次髎、中髎、下髎，左右共八个，分别在第一、第二、第三、第四骶后孔中。

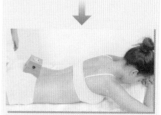

点燃艾灸盒灸治八髎穴10分钟，以患者感觉舒适、皮肤潮红为度。

妇产科疾病

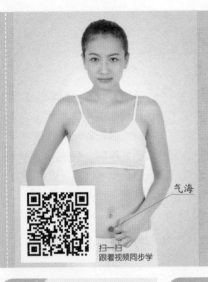

气海

扫一扫
跟着视频同步学

崩漏

○崩漏是指妇女非周期性子宫出血，发病急，大量出血者为"崩"；病势缓，出血量少，淋漓不绝者为"漏"。崩与漏虽出血情况不同，但在发病过程中两者常互相转化，崩血量渐少，可能转化为漏，漏势发展又可能变为崩。

穴位 特效穴位包括气海、隐白、命门。再加上百会(见062页)、关元(见032页)、血海(见108页)、三阴交(见025页)、大敦(见105页)效果会更佳。

1 首先灸这里 ▼ 气海

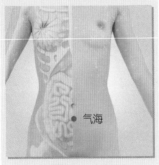

位于下腹部，前正中线上，当脐中下1.5寸。

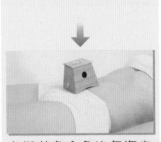

点燃艾灸盒灸治气海穴10~15分钟，以患者感觉舒适、皮肤潮红为度。

2 其次灸这里 ▼ 隐白

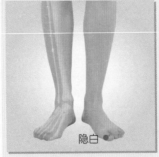

位于足大趾内侧，趾甲角旁开0.1寸(指寸)。

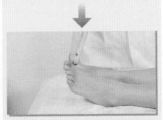

点燃艾条，用艾条温和灸法灸治隐白穴10分钟，以皮肤温热而无灼痛感为度。

3 最后灸这里 ▼ 命门

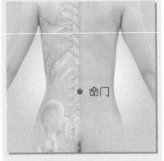

位于腰部，当后正中线上，第二腰椎棘突下凹陷中。

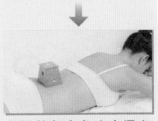

点燃艾灸盒灸治命门穴10~15分钟，以出现循经感传、气至病所为佳。

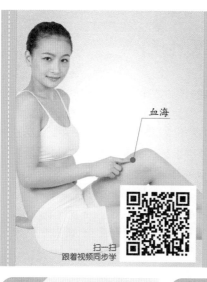

血海

扫一扫
跟着视频同步学

闭经

○闭经是指妇女应有月经而超过一定时限仍未来潮者。正常女子一般14岁左右月经来潮。凡超过18岁尚未来潮者，为原发性闭经；月经周期建立后，又停经6个月以上者，为继发性闭经。

穴位

特效穴位包括血海、足三里、三阴交。再加上中极（见128页）、归来（见108页）、行间（见062页）、肝俞（见039页）效果会更佳。

---

1 首先灸这里
▼
血海

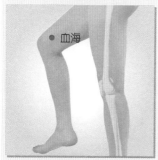

● 血海

屈膝，位于大腿内侧，髌底内侧端上2寸，当股四头肌内侧头的隆起处。

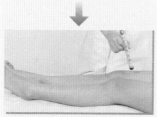

点燃艾条，用艾条温和灸法灸治血海穴10分钟，以患者感觉舒适、皮肤潮红为度。

---

2 其次灸这里
▼
足三里

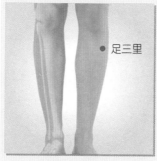

● 足三里

位于小腿前外侧，当犊鼻下3寸，距胫骨前缘一横指（中指）。

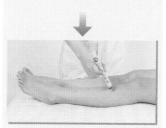

点燃艾条，用艾条温和灸法灸治足三里穴10分钟，以患者感觉舒适、皮肤潮红为度。

---

3 最后灸这里
▼
三阴交

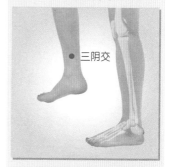

● 三阴交

位于小腿内侧，当足内踝尖上3寸，胫骨内侧缘后方。

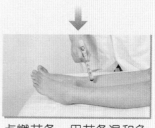

点燃艾条，用艾条温和灸法灸治三阴交穴10分钟，以热感循经传导、气至病所为佳。

妇产科疾病

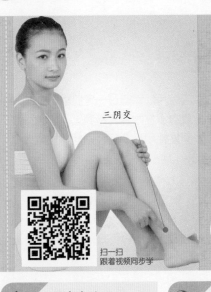

三阴交

扫一扫
跟着视频同步学

带下病

○带下病指阴道分泌的白色分泌物有臭味及异味，色泽异常，常与生殖系统局部炎症、肿瘤或身体虚弱等因素有关。中医学认为本病多因湿热下注或气血亏虚，致带脉失约，冲任失调而成。其分为四型：肝火型、脾虚型、湿热型和肾虚型。

穴位 特效穴位包括带脉、中极、三阴交。再加上气海（见029页）、阴陵泉（见084页）、隐白（见110页）、肾俞（见029页）效果会更佳。

1 首先灸这里 ▼ 带脉	2 其次灸这里 ▼ 中极	3 最后灸这里 ▼ 三阴交
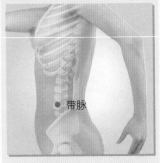 带脉	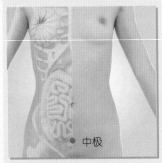 中极	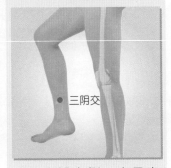 三阴交
位于侧腹部，章门下1.8寸，当第十一肋骨游离端下方垂线与脐水平线的交点上。	位于下腹部，前正中线上，当脐中下4寸。	位于小腿内侧，当足内踝尖上3寸，胫骨内侧缘后方。
▼	▼	▼
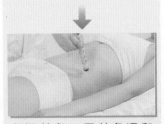	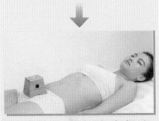	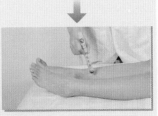
点燃艾条，用艾条温和灸法灸治带脉穴10分钟，以皮肤温热而无灼痛感为度。	点燃艾灸盒灸治中极穴10~15分钟，以皮肤温热而无灼痛感为度。	点燃艾条，用艾条温和灸法灸治三阴交穴10~15分钟，以皮肤温热而无灼痛感为度。

子宫脱垂

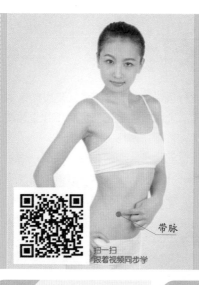

○子宫脱垂，指子宫从正常位置沿阴道向下移位。多因支托子宫及盆腔脏器之组织损伤或失去支托力，以及骤然或长期增加腹压所致。

扫一扫
跟着视频同步学

穴位

特效穴位包括带脉、阴交、长强。再加上中脘(见039页)、神阙(见058页)、气海(见029页)、关元(见032页)、足三里(见022页)、三阴交(见025页)、照海(见135页)、百会(见161页)效果会更佳。

---

1 首先灸这里
▼
带脉

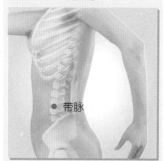

位于侧腹部，章门下1.8寸，当第十一肋骨游离端下方垂线与脐水平线的交点上。

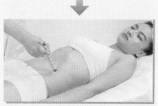

点燃艾条，用艾条温和灸法灸治带脉穴10分钟，以皮肤温热而无灼痛感为度。

---

2 其次灸这里
▼
阴交

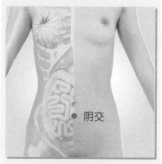

位于下腹部，前正中线上，当脐中下1寸。

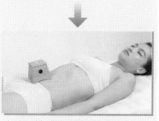

点燃艾灸盒灸治阴交穴10~15分钟，以皮肤温热而无灼痛感为度。

---

3 最后灸这里
▼
长强

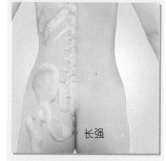

位于尾骨端下，当尾骨端与肛门连线的中点处。

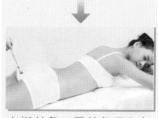

点燃艾条，用艾条温和灸法灸长强穴10~15分钟，以皮肤上出现红晕为度。

妇产科疾病

乳腺增生

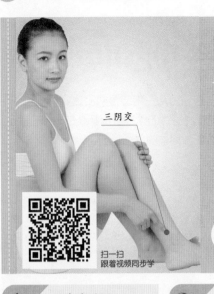

三阴交

扫一扫
跟着视频同步学

○乳腺增生是女性最常见的乳房疾病，其发病率居乳腺疾病的首位。乳腺增生是正常乳腺小叶生理性增生与复旧不全，乳腺正常结构出现紊乱，属于病理性增生，它是既非炎症又非肿瘤的一类病。临床表现为乳房疼痛、乳房肿块及乳房溢液等。

穴位 特效穴位包括肩井、三阴交、肝俞。再加上天突（见046页）效果会更佳。如发现压痛点即阿是穴，可用艾条灸治10分钟。

1 首先灸这里 ▼ 肩井

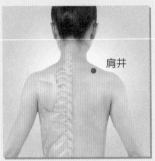

肩井

位于肩上，前直乳中，当大椎与肩峰端连线中点上。

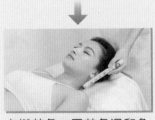

点燃艾条，用艾条温和灸法灸治肩井穴10分钟，以患者感觉舒适、皮肤潮红为度。

2 其次灸这里 ▼ 三阴交

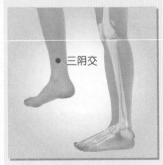

三阴交

位于小腿内侧，当足内踝尖上3寸，胫骨内侧缘后方。

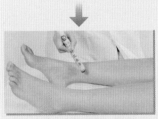

点燃艾条，用艾条温和灸法灸治三阴交穴10分钟，以热感循经传导、气至病所为佳。

3 最后灸这里 ▼ 肝俞

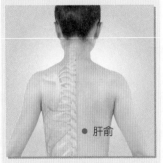

肝俞

位于背部，当第九胸椎棘突下，旁开1.5寸。

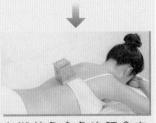

点燃艾灸盒灸治肝俞穴10~15分钟，以热感循经传导、气至病所为佳。

妇产科疾病

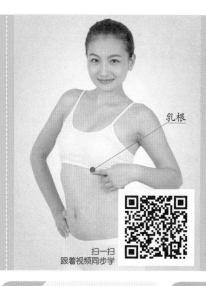

乳根

扫一扫
跟着视频同步学

急性乳腺炎

○急性乳腺炎大多是由金黄色葡萄球菌引起的急性化脓性感染。临床表现主要有乳房胀痛、畏寒、发热，局部红、肿、热、痛，可触及硬块。此病多发生于哺乳期妇女，特别是初产妇，大多数有乳头损伤、皲裂或积乳病史。

穴位｜特效穴位包括肩井、乳根、足三里。再加上内关(见051页)效果会更佳。

1 首先灸这里 ▼ 肩井

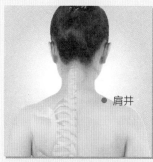

肩井

位于肩上，前直乳中，当大椎与肩峰端连线的中点上。

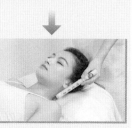

点燃艾条，用艾条温和灸法灸治肩井穴10分钟，以皮肤温热而无灼痛感为度。

2 其次灸这里 ▼ 乳根

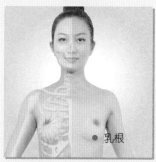

乳根

位于胸部，当乳头直下，乳房根部，第五肋间隙，距前正中线4寸。

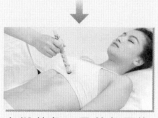

点燃艾条，用艾条回旋灸法灸治乳根穴10～15分钟，以患者感觉舒适、皮肤潮红为度。

3 最后灸这里 ▼ 足三里

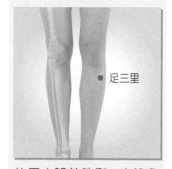

足三里

位于小腿前外侧，当犊鼻下3寸，距胫骨前缘一横指(中指)。

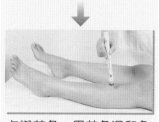

点燃艾条，用艾条温和灸法灸治足三里穴10分钟，以患者感觉舒适、皮肤潮红为度。

不孕症

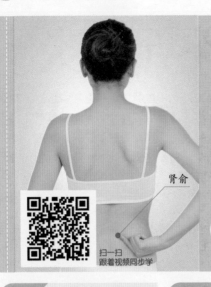

肾俞

扫一扫
跟着视频同步学

○不孕症是指夫妇同居而未避孕，经过较长时间不怀孕者。临床上分原发性不孕和继发性不孕两种。同居3年以上未受孕者，称原发性不孕；婚后曾有过妊娠，相距3年以上未受孕者，称继发性不孕。

穴位 特效穴位包括中极、三阴交、肾俞。再加上足三里(见022页)、肝俞(见039页)、脾俞(见036页)、命门(见050页)效果会更佳。

1 首先灸这里 ▼ 中极	2 其次灸这里 ▼ 三阴交	3 最后灸这里 ▼ 肾俞
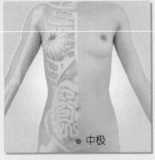中极	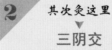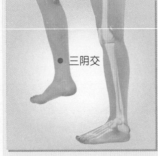三阴交	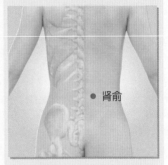肾俞
位于下腹部，前正中线上，当脐中下4寸。	位于小腿内侧，当足内踝尖上3寸，胫骨内侧缘后方。	位于腰部，当第二腰椎棘突下，旁开1.5寸。
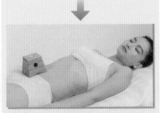	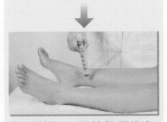	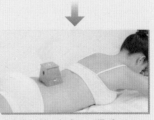
点燃艾灸盒灸治中极穴10～15分钟，以皮肤温热而无灼痛感为度。	点燃艾条，用艾条回旋灸法灸治三阴交穴10～15分钟，以出现循经感传、气至病所为佳。	点燃艾灸盒灸治肾俞穴、命门穴10～15分钟，以出现循经感传、气至病所为佳。

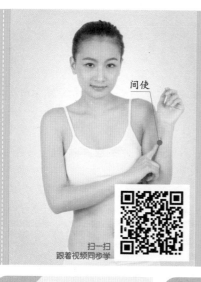

间使

扫一扫
跟着视频同步学

妊娠呕吐

○妊娠呕吐是指怀孕后2～3个月出现的恶心、呕吐症状。多因早孕时绒毛膜促性腺素功能旺盛，使胃酸减少，胃蠕动减弱，植物神经系统功能紊乱，副交感神经兴奋过强所致。

穴位

特效穴位包括上脘、建里、间使。再加上天突(见046页)、巨阙(见033页)、中脘(见039页)、内关(见051页)、神门(见023页)、足三里(见022页)、三阴交(见025页)效果会更佳。

---

1 首先灸这里
上脘

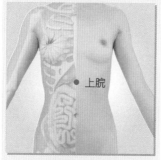

上脘

位于上腹部，前正中线上，当脐中上5寸。

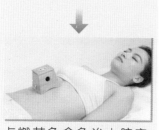

点燃艾灸盒灸治上脘穴10～15分钟，以出现循经感传、气至病所为佳。

---

2 其次灸这里
建里

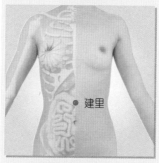

建里

位于上腹部，前正中线上，当脐中上3寸。

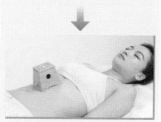

点燃艾灸盒灸治建里穴10～15分钟，以出现循经感传、气至病所为佳。

---

3 最后灸这里
间使

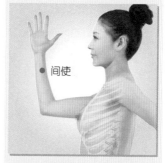

间使

位于前臂掌侧，当曲泽与大陵的连线上，腕横纹上3寸，掌长肌腱与桡侧腕屈肌腱之间。

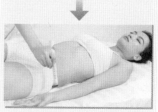

点燃艾条，用艾条回旋灸法灸治间使穴10～15分钟，以皮肤温热而无灼痛感为度。

妇产科疾病

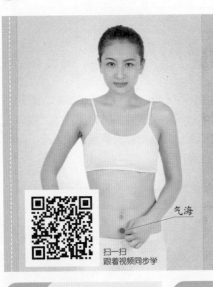

气海

扫一扫
跟着视频同步学

产后腹痛

○产后腹痛是指女性分娩后下腹部疼痛，属于分娩后的一种正常现象，一般疼痛2~3天。若超过一周连续出现腹痛，伴有恶露量增多，有血块，有臭味等，预示为盆腔内有炎症。产后腹痛以小腹部疼痛最为常见。

穴位　特效穴位包括神阙、气海、足三里。再加上关元(见032页)效果会更佳。

1 首先灸这里 ▼ 神阙

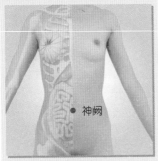

神阙

位于腹中部，脐中央。

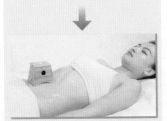

点燃艾灸盒灸治神阙穴10~15分钟，至患者感觉局部皮肤温热舒适而不灼烫为宜。

2 其次灸这里 ▼ 气海

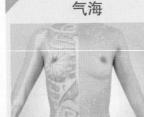

气海

位于下腹部，前正中线上，当脐中下1.5寸。

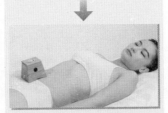

点燃艾灸盒灸治气海穴10~15分钟，至患者感觉局部皮肤温热舒适而不灼烫为宜。

3 最后灸这里 ▼ 足三里

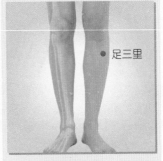

足三里

位于小腿前外侧，当犊鼻下3寸，距胫骨前缘一横指(中指)。

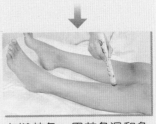

点燃艾条，用艾条温和灸法灸治足三里穴10~15分钟，以皮肤温热而无灼痛感为度。

产后尿潴留

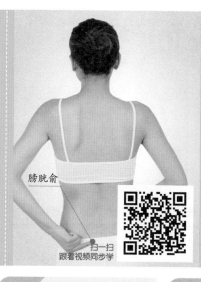

膀胱俞

扫一扫
跟着视频同步学

○产后尿潴留是指产妇在分娩6～8小时后甚至在月子中，仍然不能正常地将尿液排出，并且膀胱还有饱胀感的现象。主要表现为膀胱胀满却无尿意，或有尿意而排不出来，或只排出一部分。

穴位　特效穴位包括气海、三阴交、膀胱俞。再加上关元(见032页)、肾俞(见029页)效果会更佳。

1 首先灸这里	2 其次灸这里	3 最后灸这里
▼ 气海	▼ 三阴交	▼ 膀胱俞

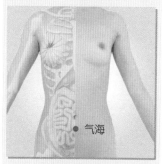

气海

位于下腹部，前正中线上，当脐中下1.5寸。

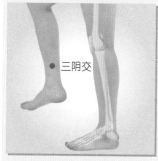

三阴交

位于小腿内侧，当足内踝尖上3寸，胫骨内侧缘后方。

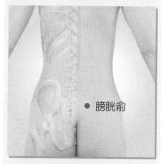

膀胱俞

当骶正中嵴旁1.5寸，平第二骶后孔。

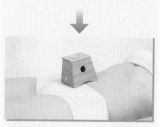

点燃艾灸盒灸治气海穴10～15分钟，以患者感觉舒适、皮肤潮红为度。

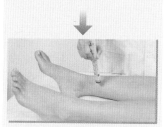

点燃艾条，用艾条温和灸法灸治三阴交穴10分钟，以热感循经传导、气至病所为佳。

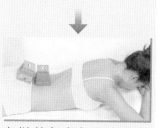

点燃艾灸盒灸治膀胱俞穴、肾俞穴10～15分钟，以热感循经传导、气至病所为佳。

妇产科疾病

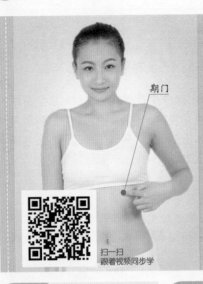

期门

扫一扫
跟着视频同步学

产后缺乳

○产后缺乳是指产后乳汁分泌量少，不能满足婴儿需要的一种症状。中医认为本病多因素体虚弱，或产期失血过多，以致气血亏虚，乳汁化源不足，或情志失调，气机不畅，乳汁壅滞不行所致。

穴位　特效穴位包括期门、少泽、脾俞。
再加上膻中(见023页)、乳根(见090页)、内关(见051页)、合谷(见041页)、足三里(见022页)效果会更佳。

1　首先灸这里
▼ 期门

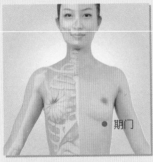

● 期门

位于胸部，当乳头直下，第六肋间隙，前正中线旁开4寸。

↓

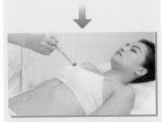

点燃艾条，用艾条回旋灸法来回灸治期门穴15分钟，以患者感觉舒适、皮肤潮红为度。

2　其次灸这里
▼ 少泽

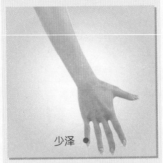

少泽 ●

位于手小指末节尺侧，距指甲角0.1寸(指寸)。

↓

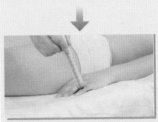

点燃艾条，用艾条温和灸法灸治少泽穴10分钟，以患者感觉舒适、皮肤潮红为度。

3　最后灸这里
▼ 脾俞

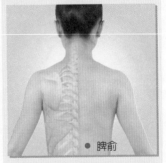

● 脾俞

位于背部，当第十一胸椎棘突下，旁开1.5寸。

↓

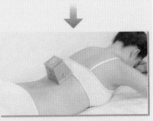

点燃艾灸盒灸治脾俞穴10～15分钟，以患者感觉舒适、皮肤潮红为度。

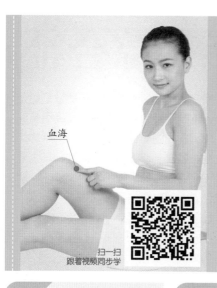

血海

扫一扫
跟着视频同步学

子宫肌瘤

○子宫肌瘤，是女性生殖器官中最常见的一种良性肿瘤，也是人体中最常见的肿瘤之一。子宫肌瘤多见于育龄、丧偶及性生活不协调的妇女。临床表现为子宫出血、腹部包块及压迫症状、腹痛、白带增多、不孕及流产、贫血等。

穴位　特效穴位包括子宫、血海、三阴交。再加上气海(见029页)、关元(见032页)、足三里(见022页)、丰隆(见046页)、太冲(见058页)效果会更佳。

妇产科疾病

1 首先灸这里 ▼ 子宫

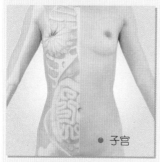

子宫

位于下腹部，当脐中下4寸，中极旁开3寸。

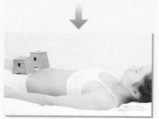

点燃艾灸盒灸治子宫穴10～15分钟，以热感循经传导、气至病所为佳。

2 其次灸这里 ▼ 血海

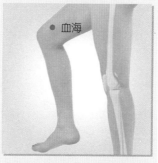

血海

屈膝，位于大腿内侧，髌底内侧端上2寸，当股四头肌内侧头的隆起处。

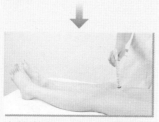

点燃艾条，用艾条温和灸法灸治血海穴10分钟，以患者感觉舒适、皮肤潮红为度。

3 最后灸这里 ▼ 三阴交

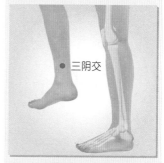

三阴交

位于小腿内侧，足内踝尖上3寸，胫骨内侧缘后方。

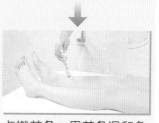

点燃艾条，用艾条温和灸法灸治三阴交穴10分钟，以热感循经传导、气至病所为佳。

妇产科疾病

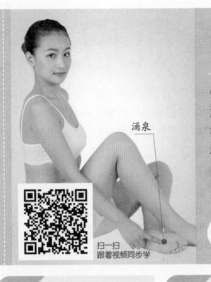

涌泉

扫一扫
跟着视频同步学

更年期综合征

○女性从生育期向老年期过渡期间，因卵巢功能逐渐衰退，导致人体雌激素分泌量减少，从而引起以植物神经功能失调、代谢障碍为主的一系列疾病，称更年期综合征。多发于45岁以上的女性，其主要临床表现有月经紊乱不规则，伴潮热、心悸、胸闷、烦躁不安、失眠、小便失禁等症状。

穴位 特效穴位包括肾俞、太溪、涌泉。再加上足三里(见022页)、三阴交(见025页)效果会更佳。

---

1 首先灸这里 ▼ 肾俞

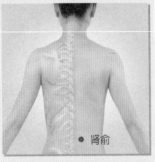

肾俞

位于腰部，当第二腰椎棘突下，旁开1.5寸。

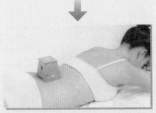

点燃艾灸盒灸治肾俞穴10～15分钟，以出现循经感传、气至病所为佳。

2 其次灸这里 ▼ 太溪

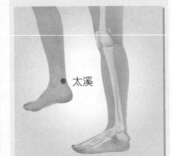

太溪

位于足内侧，内踝后方，当内踝尖与跟腱之间的凹陷处。

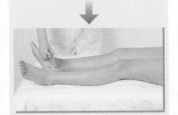

点燃艾条，用艾条温和灸法灸治太溪穴10～15分钟，以患者感觉舒适、皮肤潮红为度。

3 最后灸这里 ▼ 涌泉

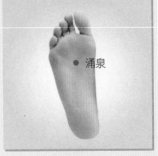

涌泉

位于足底部，约当足底二、三趾趾缝纹头端与足跟连线的前1/3与后2/3交点上。

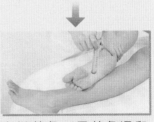

点燃艾条，用艾条温和灸法灸治涌泉穴10～15分钟，以皮肤温热而无灼痛感为度。

宫颈炎

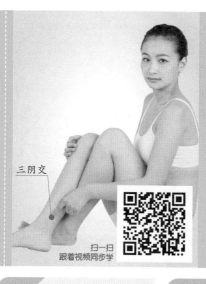

三阴交

扫一扫
跟着视频同步学

○宫颈炎是一种常见的妇科疾病，多发生于育龄妇女。常见的临床表现为白带增多，呈黏稠的黏液或脓性黏液，有时可伴有血丝。引起宫颈炎的主要原因有性生活过频或习惯性流产、分娩及人工流产等。

妇产科疾病

穴位 特效穴位包括子宫、三阴交、八髎。再加上关元(见032页)效果会更佳。

---

1 首先灸这里
▼
子宫

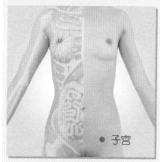

● 子宫

位于下腹部，当脐中下4寸，中极旁开3寸。

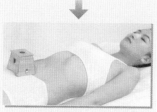

点燃艾灸盒灸治子宫穴10~15分钟，至局部皮肤潮红为止。

---

2 其次灸这里
▼
三阴交

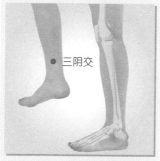

● 三阴交

位于小腿内侧，足内踝尖上3寸，胫骨内侧缘后方。

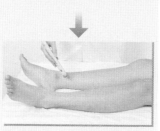

点燃艾条，用艾条回旋灸法灸治三阴交穴10~15分钟，以出现循经感传、气至病所为佳。

---

3 最后灸这里
▼
八髎

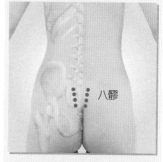

八髎

左右共八个穴位，分别在第一、第二、第三、第四骶后孔中，合称"八髎穴"。

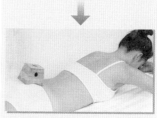

点燃艾灸盒灸治八髎穴10~15分钟，至局部皮肤潮红为止。

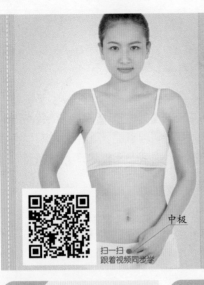

扫一扫
跟着视频同步学

中极

阴道炎

○阴道炎是一种常见的妇科疾病，是阴道黏膜及黏膜下结缔组织的炎症，各个年龄阶段都可以罹患。临床上以白带的性状发生改变以及外阴瘙痒灼痛为主要临床特点，性交痛也常见，感染累及尿道时，可有尿痛、尿急等症状。中医论证认为，长期用药或用玫瑰泡水喝可缓解、治疗阴道炎。

穴位 特效穴位包括关元、中极、行间。再加上气海（见029页）效果会更佳。

1 首先灸这里 ▼ 关元	2 其次灸这里 ▼ 中极	3 最后灸这里 ▼ 行间

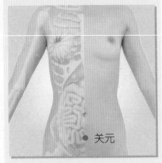

关元

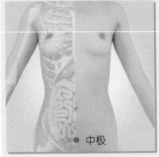

中极

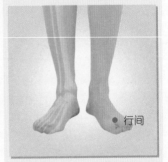

行间

位于下腹部，前正中线上，当脐中下3寸。

位于下腹部，前正中线上，当脐中下4寸。

位于足背侧，当第一、第二趾间，趾蹼缘的后方赤白肉际处。

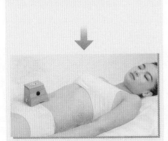

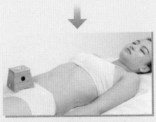

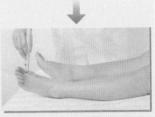

点燃艾灸盒灸治关元穴10~15分钟，以皮肤温热而无灼痛感为度。

点燃艾灸盒灸治中极穴10~15分钟，以皮肤温热而无灼痛感为度。

点燃艾条，用艾条回旋灸法灸治行间穴10~15分钟，以皮肤温热而无灼痛感为度。

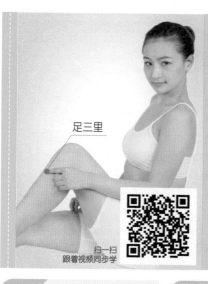

足三里

扫一扫
跟着视频同步学

习惯性流产

○习惯性流产是指自然流产连续3次以上者，每次流产往往发生在同一妊娠月份。习惯性流产的原因大多为孕妇先天性子宫畸形、子宫发育异常、宫腔粘连、黄体功能不全、子宫肌瘤、甲状腺功能低下、染色体异常、自身免疫疾病等。

穴位　特效穴位包括关元、足三里、肾俞。再加上气海(见029页)、中极(见128页)、子宫(见121页)效果会更佳。

妇产科疾病

| **1** 首先灸这里 ▼ 关元 | **2** 其次灸这里 ▼ 足三里 | **3** 最后灸这里 ▼ 肾俞 |

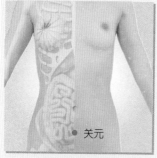

关元

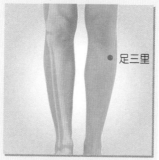

足三里

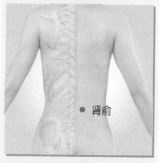

肾俞

位于下腹部，前正中线上，当脐中下3寸。

位于小腿前外侧，当犊鼻下3寸，距胫骨前缘一横指(中指)。

位于腰部，当第二腰椎棘突下，旁开1.5寸。

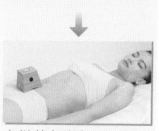

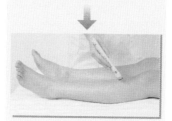

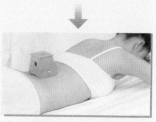

点燃艾灸盒灸治关元穴10~15分钟，以皮肤温热而无灼痛感为度。

点燃艾条，用艾条温和灸法灸治足三里穴10~15分钟，以皮肤温热而无灼痛感为度。

点燃艾灸盒灸治肾俞穴10~15分钟，以出现循经感传、气至病所为佳。

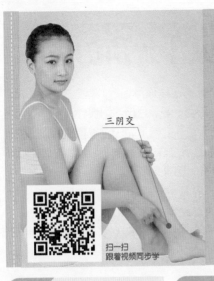

三阴交

扫一扫
跟着视频同步学

外阴炎

○外阴炎更多时与阴道炎、泌尿系疾病、肛门直肠疾病或全身性疾病并发，也可独立存在，或为某些外阴疾病病变过程中的表现之一，是由于病原体侵犯或受到各种不良刺激引起的外阴发炎。临床表现为外阴皮肤瘙痒、疼痛、烧灼感甚至肿胀、红疹、糜烂、溃疡。

穴位 特效穴位包括关元、水道、三阴交。再加上子宫(见121页)、带脉(见112页)效果会更佳。

---

1 首先灸这里
▼
关元

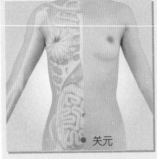

关元

位于下腹部，前正中线上，当脐中下3寸。

⬇

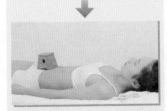

点燃艾灸盒灸治关元穴10～15分钟，以皮肤温热而无灼痛感为度。

---

2 其次灸这里
▼
水道

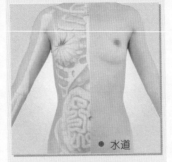

水道

位于下腹部，当脐中下3寸，距前正中线2寸。

⬇

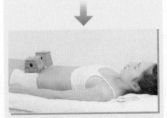

点燃艾灸盒灸治水道穴10～15分钟，以皮肤温热而无灼痛感为度。

---

3 最后灸这里
▼
三阴交

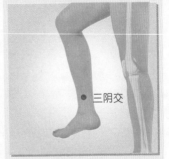

三阴交

位于小腿内侧，当足内踝尖上3寸，胫骨内侧缘后方。

⬇

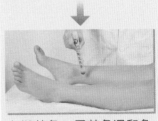

点燃艾条，用艾条温和灸法灸治三阴交穴10～15分钟，以出现循经感传、气至病所为佳。

妇产科疾病

产后恶露不绝

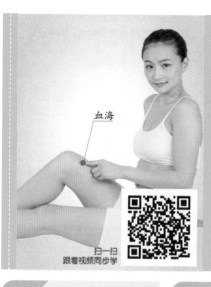

血海

扫一扫
跟着视频同步学

○产后恶露不绝就是产后3周以上，仍有阴道出血症状。导致产后恶露不绝的原因很多，如子宫内膜炎、子宫肌炎、盆腔感染、子宫肌腺瘤等。中医学认为恶露为血所化，产后气血两虚或瘀血停留，均可导致恶露不断。

穴位 特效穴位包括气海、血海、三阴交。再加上关元(见032页)、中极(见128页)效果会更佳。

---

1 首先灸这里 ▼ 气海

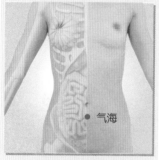

气海

位于下腹部，前正中线上，当脐中下1.5寸。

⬇

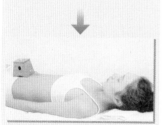

点燃艾灸盒灸治气海穴10~15分钟，以患者感觉舒适、皮肤潮红为度。

2 其次灸这里 ▼ 血海

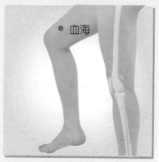

血海

屈膝，位于大腿内侧，髌底内侧端上2寸，当股四头肌内侧头的隆起处。

⬇

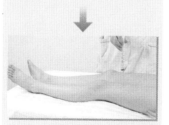

点燃艾条，用艾条温和灸法灸治血海穴10~15分钟，以出现循经感传、气至病所为佳。

3 最后灸这里 ▼ 三阴交

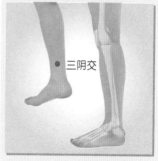

三阴交

位于小腿内侧，当足内踝尖上3寸，胫骨内侧缘后方。

⬇

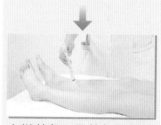

点燃艾条，用艾条温和灸法灸治三阴交穴10~15分钟，以出现循经感传、气至病所为佳。

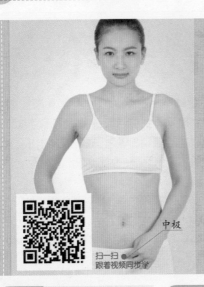

子宫内膜炎

○子宫内膜炎是各种原因引起的子宫内膜结构发生的炎性改变。子宫内膜炎可分为急性子宫内膜炎和慢性子宫内膜炎。慢性子宫内膜炎是导致流产的最常见原因。临床表现为盆腔区域疼痛、白带增多、月经过多、痛经等。

扫一扫
跟着视频同步学

穴位 特效穴位包括肓俞、中极、三阴交。再加上关元(见032页)效果会更佳。

---

1 首先灸这里
▼
肓俞

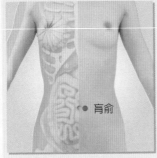

位于腹中部，当脐中旁开0.5寸。

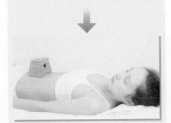

点燃艾灸盒灸治肓俞穴10～15分钟，以皮肤温热而无灼痛感为度。

---

2 其次灸这里
▼
中极

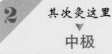
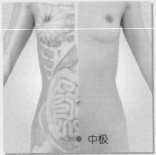

位于下腹部，前正中线上，当脐中下4寸。

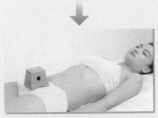

点燃艾灸盒灸治中极穴10～15分钟，以皮肤温热而无灼痛感为度。

---

3 最后灸这里
▼
三阴交

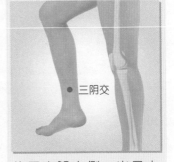

位于小腿内侧，当足内踝尖上3寸，胫骨内侧缘后方。

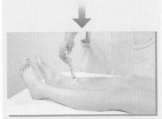

点燃艾条，用艾条温和灸法灸治三阴交穴10～15分钟，以出现循经感传、气至病所为佳。

乳房肿块

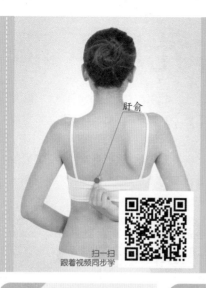

肝俞

扫一扫
跟着视频同步学

○乳房肿块是最常见的乳房疾患，通常是指由于乳房组织的构成不同而使内部长有肿块的一种疾病。众多的良性疾病也通过乳房肿块的形式表现，如乳腺纤维腺瘤、乳腺增生、乳腺积乳囊肿、乳腺脂肪坏死等，可以通过按摩穴位和反射区进行治疗。

穴位 特效穴位包括乳根、太冲、肝俞。

妇产科疾病

---

1 首先灸这里 ▼ 乳根

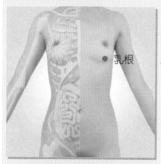

乳根

位于胸部，当乳头直下，乳房根部，第五肋间隙，距前正中线4寸。

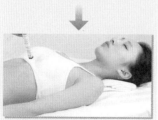

点燃艾条，用艾条温和灸法灸治乳根穴10~15分钟，以患者感觉舒适、皮肤潮红为度。

---

2 其次灸这里 ▼ 太冲

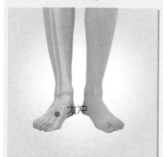

太冲

位于足背侧，当第一跖骨间隙的后方凹陷处。

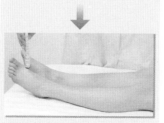

点燃艾条，用艾条温和灸法灸治太冲穴10分钟，以皮肤温热潮红为度。

---

3 最后灸这里 ▼ 肝俞

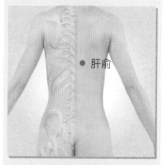

肝俞

位于背部，当第九胸椎棘突下，旁开1.5寸。

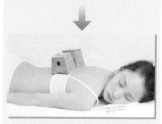

点燃艾灸盒灸治肝俞穴10~15分钟，以热感循经传导、气至病所为佳。

妇产科疾病

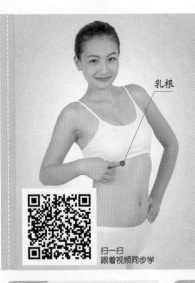

乳根

扫一扫
跟着视频同步学

产后乳房下垂

○女性在哺乳期内，乳房内部腺体的分泌达到最高峰，产生大量乳汁，导致乳房增大、变重，悬吊和支撑乳房的弹性组织因长时间受到牵拉而向下伸长，变得松弛。哺乳期过后，这些弹性组织如果恢复不好，就会导致乳房下垂。

穴位 特效穴位包括天宗、乳根、中府。再加上膻中(见023页)效果会更佳。

1 首先灸这里
▼ 天宗

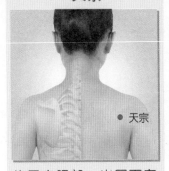

● 天宗

位于肩胛部，当冈下窝中央凹陷处，与第四胸椎相平。

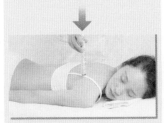

点燃艾条，用艾条温和灸法灸治天宗穴10~15分钟，以患者感觉舒适、皮肤潮红为度。

2 其次灸这里
▼ 乳根

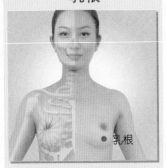

● 乳根

位于胸部，当乳头直下，乳房根部，第五肋间隙，距前正中线4寸。

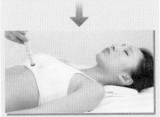

点燃艾条，用艾条回旋灸法灸治乳根穴10~15分钟，以患者感觉舒适、皮肤潮红为度。

3 最后灸这里
▼ 中府

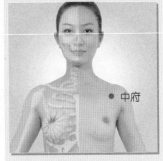

● 中府

位于胸前壁的外上方，云门下1寸，平第一肋间隙，距前正中线6寸。

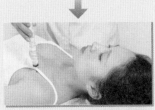

点燃艾条，用艾条回旋灸法灸治中府穴10~15分钟，以皮肤温热潮红为度。

骨伤科疾病

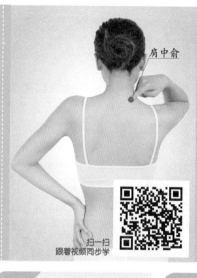

肩中俞

落枕

○落枕多因睡卧时体位不当，造成颈部肌肉损伤，或颈部感受风寒，或外伤，致使经络不通，气血凝滞，筋脉拘急而成。临床主要表现为颈项部强直酸痛不适，不能转动自如，并向一侧歪斜，甚则疼痛牵引患侧肩背及上肢。

扫一扫
跟着视频同步学

穴位 特效穴位包括肩中俞、肩外俞、悬钟。再加上大椎(见024页)、天柱(见054页)效果会更佳。

---

1 首先灸这里 ▼ 肩中俞

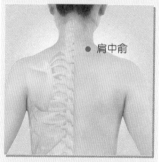

肩中俞

位于背部，当第七颈椎棘突下，旁开2寸。

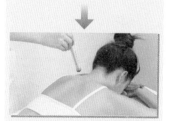

点燃艾条，用艾条回旋灸法灸治肩中俞穴10～15分钟，以皮肤温热而无灼痛感为度。

2 其次灸这里 ▼ 肩外俞

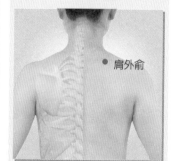

肩外俞

位于背部，当第一胸椎棘突下，旁开3寸。

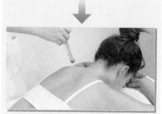

点燃艾条，用艾条回旋灸法灸治肩外俞穴10～15分钟，以皮肤上出现红晕为度。

3 最后灸这里 ▼ 悬钟

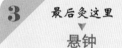
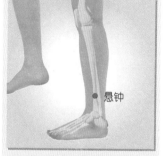

悬钟

位于小腿外侧，当外踝尖上3寸，腓骨前缘。

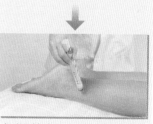

点燃艾条，用艾条回旋灸法灸治悬钟穴10～15分钟，以皮肤温热潮红为度。

骨伤科疾病

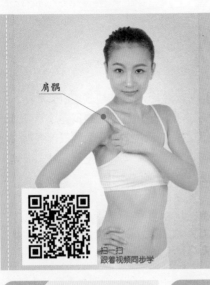

肩髃

扫一扫
跟着视频同步学

颈椎病

○颈椎病多因颈椎骨、椎间盘及其周围纤维结构损坏，致使颈椎间隙变窄，关节囊松弛，内平衡失调所致。主要临床表现为头、颈、肩、臂、上胸、背疼痛或麻木、酸沉、放射性痛，头晕，无力，上肢及手的感觉减退，部分患者有明显的肌肉萎缩。

穴位 特效穴位包括大杼、肩髃、阳池。再加上风池(见054页)、大椎(见024页)、肩井(见114页)、曲池(见030页)效果会更佳。

1 首先灸这里 ▼ 大杼	2 其次灸这里 ▼ 肩髃	3 最后灸这里 ▼ 阳池

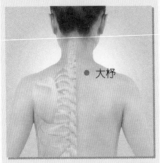

大杼

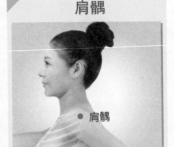

肩髃

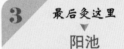
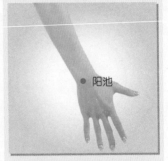

阳池

位于背部，当第一胸椎棘突下，旁开1.5寸。

位于臂外侧，三角肌上，臂外展，或向前平伸时，当肩峰前下方凹陷处。

位于腕背横纹中，当指总伸肌腱的尺侧缘凹陷处。

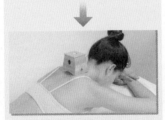

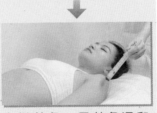

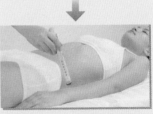

点燃艾灸盒灸治大杼穴10～15分钟，以患者感觉舒适、皮肤潮红为度。

点燃艾条，用艾条温和灸法灸治肩髃穴10～15分钟，以患者感觉舒适、皮肤潮红为度。

点燃艾条，用艾条温和灸法灸治阳池穴10～15分钟，以患者感觉舒适、皮肤潮红为度。

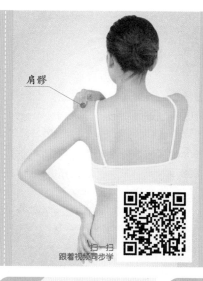

肩髎

扫一扫
跟着视频同步学

肩周炎

○肩周炎是肩部关节囊和关节周围软组织的一种退行性、炎症性慢性疾患。主要临床表现为患肢肩关节疼痛，昼轻夜重，活动受限，日久肩关节肌肉可出现废用性萎缩。中医认为本病多是气血运行不畅或外伤劳损、经脉滞涩所致。

穴位

特效穴位包括肩髎、肩贞、后溪。
再加上天宗(见130页)、肩髃(见132页)、肩井(见114页)、曲池(见030页)、尺泽(见047页)效果会更佳。

---

1 首先灸这里
▼
肩髎

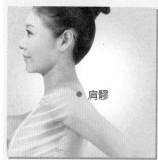

肩髎

位于肩部，肩髃后方，当臂外展时，于肩峰后下方呈现凹陷处。

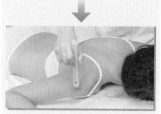

点燃艾条，用艾条回旋灸法灸治肩髎穴10～15分钟，以皮肤温热而无灼痛感为度。

---

2 其次灸这里
▼
肩贞

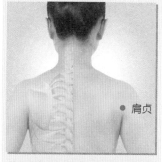

肩贞

位于肩关节后下方，臂内收时，腋后纹头上1寸(指寸)。

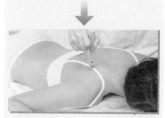

点燃艾条，用艾条回旋灸法灸治肩贞穴10～15分钟，以出现循经感传、气至病所为佳。

---

3 最后灸这里
▼
后溪

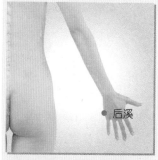

后溪

位于手掌尺侧，微握拳，当小指本节(第五掌指关节)后的远侧掌横纹头赤白肉际处。

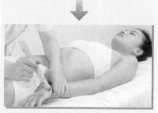

点燃艾条，用艾条温和灸法灸治后溪穴10～15分钟，以皮肤温热而无灼痛感为度。

膝关节炎

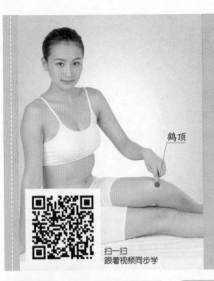

鹤顶

扫一扫
跟着视频同步学

○膝关节炎是最常见的关节炎，是软骨退行性病变和关节边缘骨赘的慢性进行性退化性疾病。以软骨磨损为其主要因素，好发于体重偏重者和中老年人。其主要症状为膝关节深部疼痛、压痛，关节僵硬僵直、麻木、伸屈不利，无法正常活动等。

穴位 特效穴位包括犊鼻、鹤顶、承山。再加上足三里（见022页）、梁丘（见053页）、阳陵泉（见040页）、委中（见136页）、膝阳关（见053页）效果会更佳。

1 首先灸这里 ▼ 犊鼻

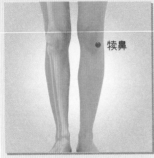

犊鼻

屈膝，位于膝部，髌骨与髌韧带外侧凹陷中。

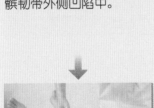

将双手搓热覆盖在犊鼻穴上后，再点燃艾条，温和灸10分钟，以皮肤温热而无灼痛感为度。

2 其次灸这里 ▼ 鹤顶

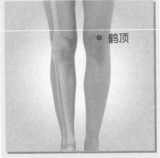

鹤顶

位于膝上部，髌底的中点上方凹陷处。

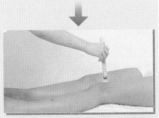

点燃艾条，用艾条隔姜灸法灸治鹤顶穴10~15分钟，以皮肤温热而无灼痛感为度。

3 最后灸这里 ▼ 承山

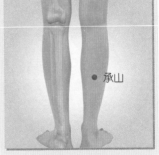

承山

位于小腿后面正中，委中与昆仑之间，当伸直小腿或足跟上提时腓肠肌肌腹下出现尖角凹陷处。

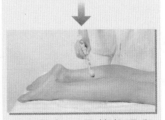

点燃艾条，用艾条温和灸法灸治承山穴10~15分钟，以患者感觉舒适、皮肤潮红为度。

脚踝疼痛

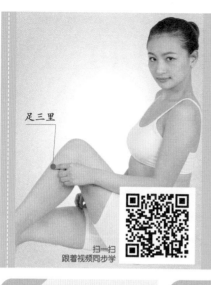

足三里

扫一扫
跟着视频同步学

○脚踝疼痛是由于不适当的运动使得运动量稍微超出了脚踝的承受力，造成脚踝软组织损伤，使它出现了一定的疼痛症状。严重者可造成脚踝滑膜炎、创伤性关节炎等疾病，早期疼痛可以用毛巾包裹冰块敷在踝部进行冰敷。

穴位 特效穴位包括足三里、太溪、照海。在灸治以上穴位之前用手指点按1分钟效果会更佳。

1 首先灸这里 ▼ 足三里

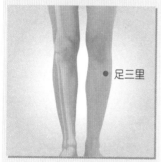

足三里

位于小腿前外侧，当犊鼻下3寸，距胫骨前缘一横指（中指）。

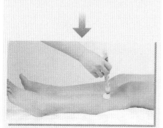

点燃艾条，用艾条隔姜灸灸治足三里穴10～15分钟，以皮肤温热而无灼痛感为度。

2 其次灸这里 ▼ 太溪

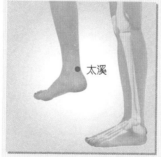

太溪

位于足内侧，内踝后方，当内踝尖与跟腱之间的凹陷处。

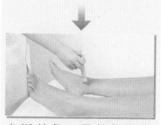

点燃艾条，用艾条回旋灸法灸治太溪穴10～15分钟，以患者感觉舒适、皮肤潮红为度。

3 最后灸这里 ▼ 照海

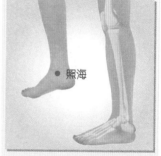

照海

位于足内侧，内踝尖正下方凹陷处。

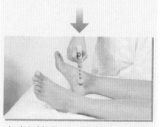

点燃艾条，用艾条回旋灸法灸治照海穴10～15分钟，以皮肤温热而无灼痛感为度。

骨伤科疾病

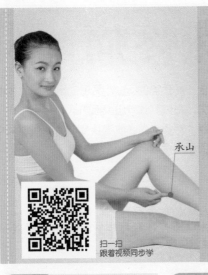

承山

扫一扫
跟着视频同步学

小腿抽筋

○小腿抽筋又称肌肉痉挛，是肌肉自发性的强直性收缩现象，外界环境的寒冷刺激、出汗过多、疲劳过度、睡眠不足、缺钙、睡眠姿势不好都会引起小腿肌肉痉挛。预防腿脚抽筋要注意保暖，调整好睡眠姿势，经常锻炼，适当补钙。

穴位 特效穴位包括委中、承山、阳陵泉。

1 首先灸这里 ▼ 委中

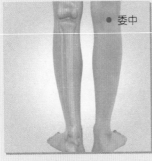

委中

位于腘横纹中点，当股二头肌腱与半腱肌肌腱的中间。

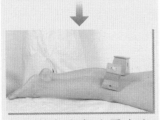

点燃艾灸盒灸治委中穴10～15分钟，以出现循经感传、气至病所为佳。

2 其次灸这里 ▼ 承山

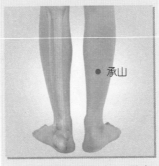

承山

位于小腿后面正中，委中与昆仑之间，当伸直小腿或足跟上提时腓肠肌肌腹下出现的尖角凹陷处。

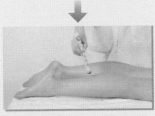

点燃艾条灸治承山穴10～15分钟，以皮肤温热而无灼痛感为度。

3 最后灸这里 ▼ 阳陵泉

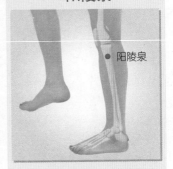

阳陵泉

位于小腿外侧，当腓骨头前下方凹陷处。

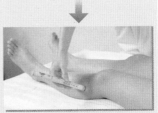

点燃艾条，用艾条温和灸法灸治阳陵泉穴10～15分钟，以出现循经感传、气至病所为佳。

急性腰扭伤

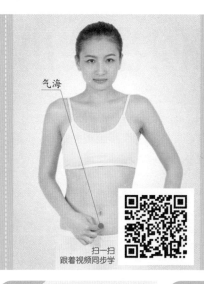

气海

扫一扫
跟着视频同步学

○急性腰扭伤是因腰部的肌肉、筋膜、韧带等部分软组织突然受到外力的作用过度牵拉所引起的急性损伤，主要原因有肢体动作不协调、用力过猛、活动时无准备、活动范围大等。临床表现有：伤后立即出现剧烈疼痛，腰部无力。疼痛为持续性的，严重者可造成关节突骨折和隐性脊椎裂等疾病。

穴位

特效穴位包括肾俞、委中、气海。再加上大肠俞(见022页)效果会更佳。

1 首先灸这里 ▼ 肾俞	2 其次灸这里 ▼ 委中	3 最后灸这里 ▼ 气海
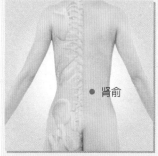 肾俞	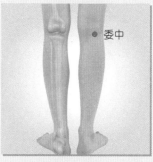 委中	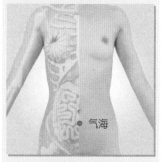 气海
位于腰部，当第二腰椎棘突下，旁开1.5寸。	位于腘横纹中点，当股二头肌腱与半腱肌肌腱的中间。	位于下腹部，前正中线上，当脐中下1.5寸。
▼	▼	▼
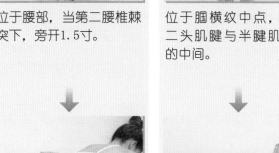	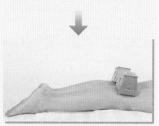	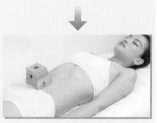
点燃艾灸盒灸治肾俞穴10~15分钟，以出现循经感传、气至病所为佳。	点燃艾灸盒灸治委中穴10~15分钟，以出现循经感传、气至病所为佳。	点燃艾灸盒灸治气海穴10~15分钟，以患者感觉舒适、皮肤潮红为度。

骨伤科疾病

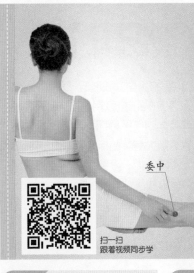

委中

扫一扫
跟着视频同步学

腰椎间盘突出

○腰椎间盘突出症是指由于腰椎间盘退行性改变后弹性下降而膨出，椎间盘纤维环破裂，髓核突出，压迫神经根、脊髓而引起的以腰腿痛为主的临床疾病。主要临床症状有腰痛，可伴有臀部、下肢放射状疼痛。

穴位 特效穴位包括大肠俞、委中、阳陵泉。再加上肾俞(见029页)效果会更佳。

1 首先灸这里 ▼ **大肠俞**	2 其次灸这里 ▼ **委中**	3 最后灸这里 ▼ **阳陵泉**
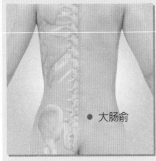 • 大肠俞	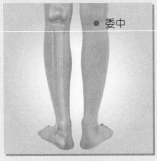 • 委中	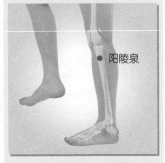 • 阳陵泉
位于腰部，当第四腰椎棘突下，旁开1.5寸。	位于人体的腘横纹中点，当股二头肌腱与半腱肌肌腱的中间。	位于小腿外侧，当腓骨头前下方凹陷处。
▼	▼	▼
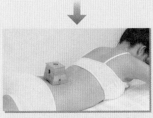	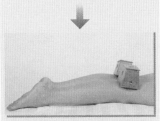	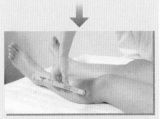
点燃艾灸盒灸治大肠俞穴10～15分钟，以皮肤出现红晕为度。	点燃艾灸盒灸治委中穴15～20分钟，以患者感觉舒适、皮肤潮红为度。	点燃艾条，用艾条悬灸法灸治阳陵泉穴10～15分钟，以患者感觉舒适、皮肤潮红为度。

坐骨神经痛

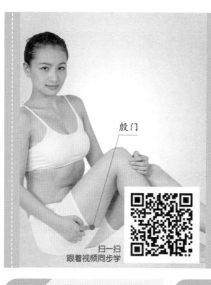

殷门

扫一扫
跟着视频同步学

○坐骨神经痛指坐骨神经病变，沿坐骨神经通路（即腰、臀部、大腿后侧、小腿后外侧和足外侧）发生的疼痛症状群，呈烧灼样或刀割样疼痛，夜间痛感加重。典型表现为一侧腰部、臀部疼痛，并向大腿后侧、小腿后外侧延展。

穴位 特效穴位包括肾俞、殷门、足三里。再加上次髎(见086页)、阳陵泉(见040页)效果会更佳。

骨伤科疾病

---

1 首先灸这里 ▼ 肾俞

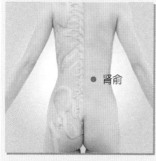

肾俞

位于腰部，当第二腰椎棘突下，旁开1.5寸。

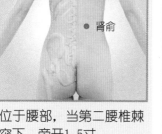

点燃艾灸盒灸治肾俞穴10~15分钟，以出现循经感传、气至病所为佳。

---

2 其次灸这里 ▼ 殷门

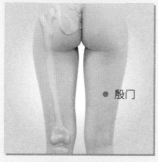

殷门

位于大腿后面，承扶与委中的连线上，承扶下6寸。

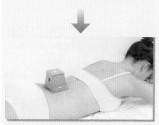

点燃艾灸盒灸治殷门穴10~15分钟，至局部皮肤潮红为度。

---

3 最后灸这里 ▼ 足三里

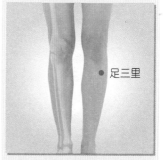

足三里

位于小腿前外侧，当犊鼻下3寸，距胫骨前缘一横指(中指)。

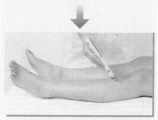

点燃艾条，用艾条回旋灸法灸治足三里穴10~15分钟，以皮肤温热而无灼痛感为度。

骨伤科疾病

网球肘

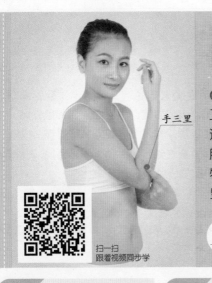

手三里

扫一扫
跟着视频同步学

○网球肘是指手肘外侧肌腱疼痛发炎，多见于泥瓦工、钳工、木工、网球运动员等从事单纯臂力收缩运动工作的人群。本病发病慢，其主要临床表现有肘关节外侧部疼痛、手臂无力、酸胀不适，如握物、拧毛巾、端水瓶等时疼痛会加重，休息时无明显症状。部分患者在阴雨天疼痛加重。

穴位 特效穴位包括肩髃、手三里、足三里。再加上曲池(见030页)效果会更佳。

1 首先灸这里 ▼ 肩髃

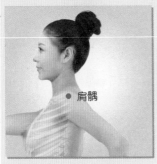

肩髃

位于臂外侧，三角肌上，臂外展，或向前平伸时，当肩峰前下方向凹陷处。

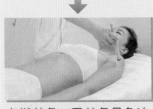

点燃艾条，用艾条悬灸法灸治肩髃穴10～15分钟，以热感循经传导、气至病所为佳。

2 其次灸这里 ▼ 手三里

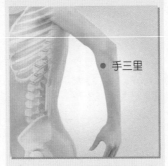

手三里

位于前臂背面桡侧，肘横纹下2寸。

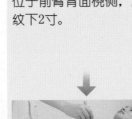

点燃艾条，用艾条悬灸法灸治手三里穴10～15分钟，以患者感觉舒适、皮肤潮红为度。

3 最后灸这里 ▼ 足三里

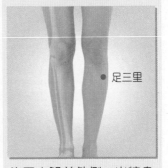

足三里

位于小腿前外侧，当犊鼻下3寸，距胫骨前缘一横指(中指)。

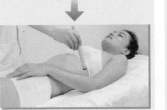

点燃艾条，用艾条悬灸法灸治足三里穴10～15分钟，以皮肤温热而无灼痛感为度。

风湿性关节炎

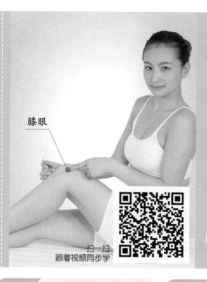

膝眼

扫一扫
跟着视频同步学

○风湿性关节炎是一种急性或慢性结缔组织性炎症，多以急性发热及关节疼痛起病，好发于膝、踝、肩、肘、腕等大关节部位，以病变局部呈现红、肿、灼热，肌肉游走性酸楚、疼痛为特征。此病不会遗留后遗症，却会经常反复发作。

穴位 特效穴位包括膝眼、足三里、曲池。再加上鹤顶(见134页)效果会更佳。

---

1 首先灸这里 ▼ 膝眼

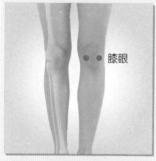

膝眼

屈膝，位于髌韧带两侧凹陷处，在内侧的称内膝眼，在外侧的称外膝眼。

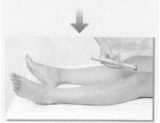

点燃艾条，用艾条回旋灸法灸治膝眼穴10~15分钟，以皮肤温热而无灼痛感为度。

---

2 其次灸这里 ▼ 足三里

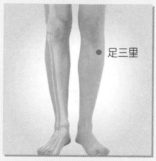

足三里

位于小腿前外侧，当犊鼻下3寸，距胫骨前缘一横指(中指)。

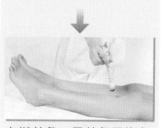

点燃艾条，用艾条回旋灸法灸治足三里穴10~15分钟，以皮肤温热而无灼痛感为度。

---

3 最后灸这里 ▼ 曲池

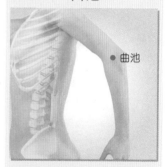

曲池

屈肘，位于横纹头外端凹陷处，尺泽与肱骨外上髁连线之中点。

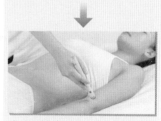

点燃艾条，用艾条温和灸法灸治曲池穴10~15分钟，以患者感觉舒适、皮肤潮红为度。

五官科疾病

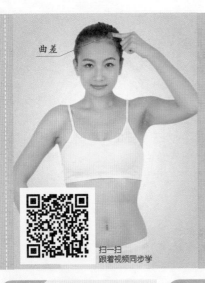

曲差

鼻炎

○鼻炎是五官科常见疾病之一，分为急性鼻炎及过敏性鼻炎等。急性鼻炎多为急性呼吸道感染的一个并发症。过敏性鼻炎是以鼻黏膜潮湿水肿、黏液腺增生、上皮下嗜酸细胞浸润为主的一种异常反应。

穴位 特效穴位包括曲差、上星、风池。再加上百会（见161页）、风府（见044页）、迎香（见143页）、合谷（见041页）效果会更佳。

扫一扫
跟着视频同步学

---

1 首先灸这里
▼
曲差

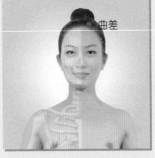

曲差

位于头部，当前发际正中直上0.5寸，旁开1.5寸，即神庭与头维连线的内1/3与中1/3交点上。

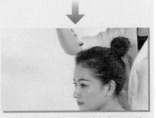

点燃艾条，用艾条回旋灸法灸治曲差穴10～15分钟，以皮肤温热而无灼痛感为度。

---

2 其次灸这里
▼
上星

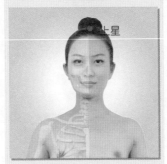

上星

位于头部，当前发际正中直上1寸。

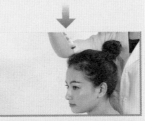

点燃艾条，用艾条回旋灸法灸治上星穴10～15分钟，以皮肤温热而无灼痛感为度。

---

3 最后灸这里
▼
风池

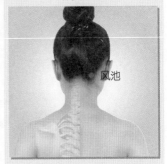

风池

位于项部，当枕骨之下，与风府相平，胸锁乳突肌与斜方肌上端之间的凹陷处。

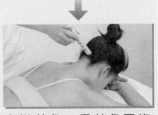

点燃艾条，用艾条回旋灸法灸治风池穴10～15分钟，以患者感觉舒适、皮肤潮红为度。

五官科疾病

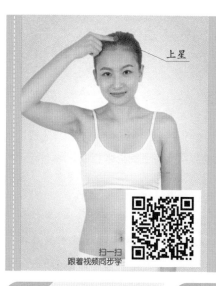

上星

鼻出血

○鼻出血是常见的临床症状之一，因鼻腔黏膜中的毛细血管分布很密，很敏感、脆弱，容易破裂而致出血。偶而流鼻血的原因有上火、脾气暴躁、心情焦虑，或鼻子被异物撞击等。鼻出血可由鼻腔本身疾病引起，也可能是全身性疾病所诱发。

扫一扫
跟着视频同步学

穴位　特效穴位包括迎香、上星、三阴交。再加上合谷(见041页)效果会更佳。

1　首先灸这里
▼ 迎香

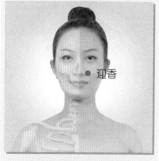

迎香

位于鼻翼外缘中点旁，当鼻唇沟中。

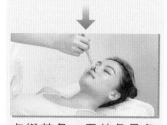

点燃艾条，用艾条悬灸法灸治迎香穴10～15分钟，以皮肤温热而无灼痛感为度。

2　其次灸这里
▼ 上星

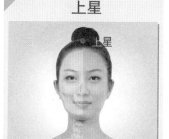

上星

位于头部，当前发际正中直上1寸。

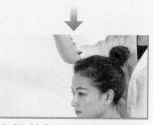

点燃艾条，用艾条温和灸法灸治上星穴10～15分钟，以皮肤温热而无灼痛感为度。

3　最后灸这里
▼ 三阴交

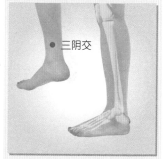

三阴交

位于小腿内侧，当足内踝尖上3寸，胫骨内侧缘后方。

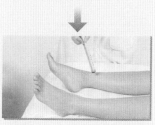

点燃艾条，用艾条温和灸法灸治三阴交穴10～15分钟，以出现循经感传、气至病所为佳。

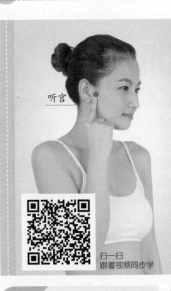

听宫

扫一扫
跟着视频同步学

颞下颌关节功能紊乱综合征

○颞下颌关节紊乱综合征是指颞下颌关节部位在运动过程中出现杂音、下颌运动障碍、咀嚼肌疼痛等症状的征候群。好发于15~20岁的青壮年。多属于功能紊乱，或结构紊乱，主要临床表现为颞下颌关节区酸胀疼痛、运动时弹响、张口运动障碍等，还可伴有颞部疼痛、头晕、耳鸣等症状。

穴位 特效穴位包括听宫、下关、颊车。如发现阿是穴即压痛点，可点燃艾条在局部灸治10分钟。

1 首先灸这里 ▼ 听宫	2 其次灸这里 ▼ 下关	3 最后灸这里 ▼ 颊车
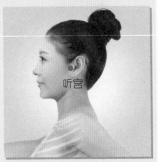	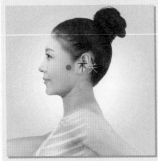	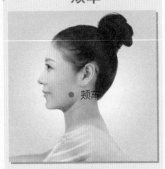
位于面部，耳屏前，下颌骨髁状突的后方，张口时呈凹陷处。	位于面部耳前方，当颧弓与下颌切迹所形成的凹陷中。	位于面颊部，下颌角前上方约一横指（中指），当咀嚼时咬肌隆起，按之凹陷处。
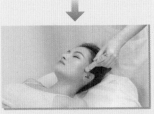	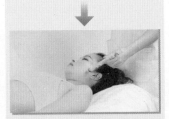	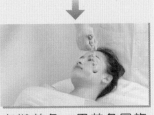
点燃艾条，用艾条回旋灸法灸治听宫穴10~15分钟，以皮肤温热而无灼痛感为度。	点燃艾条，用艾条回旋灸法灸治下关穴10~15分钟，以皮肤温热而无灼痛感为度。	点燃艾条，用艾条回旋灸法灸治颊车穴10~15分钟，以皮肤温热潮红为度。

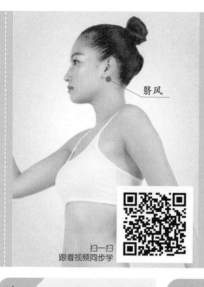

翳风

中耳炎

○中耳炎可分为非化脓性及化脓性两大类。化脓性中耳炎以耳内流脓为主要表现，同时还伴有耳内疼痛、胸闷等症状。化脓性者有急性和慢性之分。非化脓性者包括分泌性中耳炎、气压损伤性中耳炎等。特异性炎症太少见，如结核性中耳炎等。中医认为，此病属于"脓耳"、"聤耳"。

穴位 特效穴位包括耳门、翳风、合谷。

扫一扫
跟着视频同步学

五官科疾病

1 首先灸这里 ▼ **耳门**

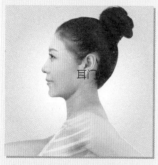

耳门

位于面部，当耳屏上切迹的前方，下颌骨髁状突后缘。

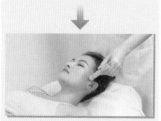

点燃艾条，用艾条回旋灸法灸治耳门穴10～15分钟，以皮肤温热而无灼痛感为度。

2 其次灸这里 ▼ **翳风**

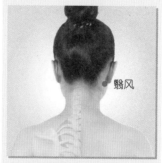

翳风

位于耳垂后方，当乳突与下颌角之间的凹陷处。

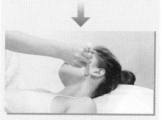

点燃艾条，用艾条回旋灸法灸治翳风穴10～15分钟，以皮肤温热而无灼痛感为度。

3 最后灸这里 ▼ **合谷**

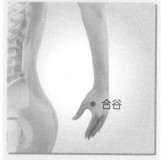

合谷

位于手背，第一、二掌骨间，当第二掌骨桡侧的中点处。

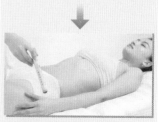

点燃艾条，用艾条悬灸法灸治合谷穴10～15分钟，以皮肤温热潮红为度。

五官科疾病

口腔溃疡

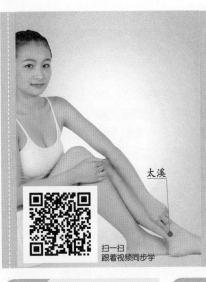

太溪

○口腔溃疡又称"口疮"，是因饮食不当，或免疫力下降造成的舌尖或口腔黏膜发炎、溃烂，从而导致进食不畅。常见症状：在唇、舌、颊黏膜、齿龈、硬腭等处出现白色或淡黄色大小不等的溃烂点，常伴有烦躁不安、发热等症状。

扫一扫
跟着视频同步学

穴位 特效穴位包括足三里、太溪、涌泉。
再加上太冲(见058页)效果会更佳。

---

1 首先灸这里
▼
足三里

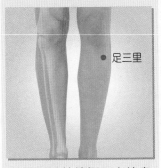

足三里

位于小腿前外侧，当犊鼻下3寸，距胫骨前缘一横指(中指)。

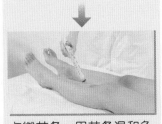

点燃艾条，用艾条温和灸法灸治足三里穴10~15分钟，以皮肤温热而无灼痛感为度。

---

2 其次灸这里
▼
太溪

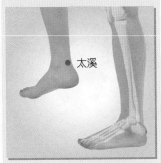

太溪

位于足内侧，内踝后方，当内踝尖与跟腱之间的凹陷处。

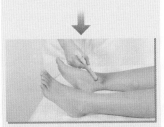

点燃艾条，用艾条温和灸法灸治太溪穴10~15分钟，以患者感觉舒适、皮肤潮红为度。

---

3 最后灸这里
▼
涌泉

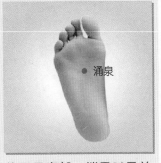

涌泉

位于足底部，蜷足时足前部凹陷处，约当足底二、三趾趾缝纹头端与足跟连线前1/3与后2/3交点上。

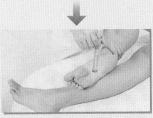

点燃艾条，用艾条温和灸法灸治涌泉穴10~15分钟，以皮肤温热而无灼痛感为度。

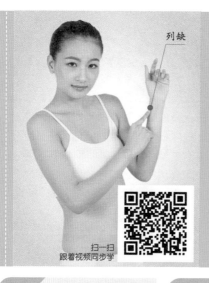

列缺

急性扁桃体炎

○扁桃体位于扁桃体隐窝内，是人体呼吸道的第一道免疫器官。但它的免疫能力比较有限，当吸入的病原微生物数量较多或毒力较强时，就会引起相应的症状，如出现红肿、疼痛、高热、畏寒，伴有头痛、咽痛、发热等症状。

扫一扫
跟着视频同步学

穴位 特效穴位包括列缺、内庭、大椎。

五官科疾病

1 首先灸这里 ▼ 列缺

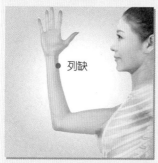

列缺

位于前臂桡侧缘，桡骨茎突上方，腕横纹上1.5寸，当肱桡肌与拇长展肌腱之间。

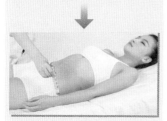

点燃艾条，用艾条回旋灸法灸治列缺穴10~15分钟，以皮肤温热而无灼痛感为度。

2 其次灸这里 ▼ 内庭

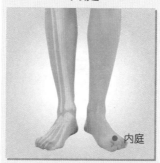

内庭

位于足背，当二、三趾间，趾蹼缘后方赤白肉际处。

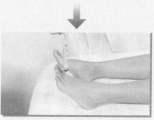

点燃艾条，用艾条悬灸法灸治内庭穴10~15分钟，以皮肤温热而无灼痛感为度。

3 最后灸这里 ▼ 大椎

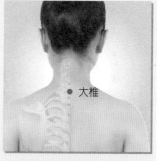

大椎

位于后正中线上，第七颈椎棘突下凹陷中。

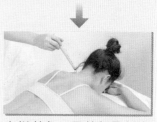

点燃艾条，用艾条悬灸法灸治大椎穴10~15分钟，以出现循经感传、气至病所为佳。

五官科疾病

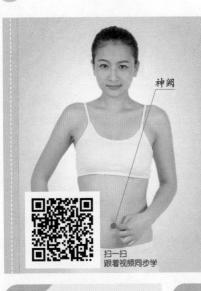

神阙

扫一扫
跟着视频同步学

梅尼埃综合征

○梅尼埃综合征表现为阵发性突发眩晕、耳聋、耳鸣及耳内闷胀感，持续数分钟或数周，症状突然消失或逐渐减轻，常伴恶心、呕吐、面色苍白、出冷汗、血压下降等自主神经反射症状。其发病因素主要是自主神经功能紊乱，代谢与内分泌功能障碍，内淋巴吸收障碍及遗传因素等。

穴位 特效穴位包括百会、风池、神阙。

---

1 首先灸这里
▼
百会

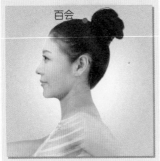

百会

位于头部，当前发际正中直上5寸，或两耳尖连线的中点处。

↓

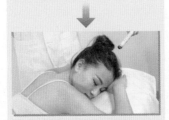

点燃艾条，用艾条悬灸法灸治百会穴10～15分钟，以出现循经感传、气至病所为佳。

---

2 其次灸这里
▼
风池

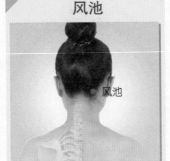

风池

位于项部，当枕骨之下，胸锁乳突肌与斜方肌上端之间的凹陷处。

↓

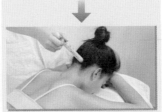

点燃艾条，用艾条悬灸法灸治风池穴10～15分钟，以皮肤温热而无灼痛感为度。

---

3 最后灸这里
▼
神阙

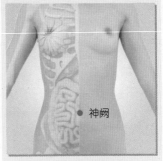

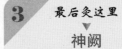

神阙

位于腹中部，脐中央。

↓

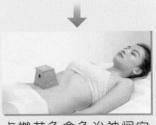

点燃艾灸盒灸治神阙穴10～15分钟，以出现循经感传、气至病所为佳。

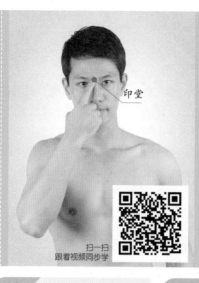

鼾症

○鼾症即打呼噜，是健康的大敌，由于打呼噜使睡眠呼吸反复暂停，所以造成大脑、血液严重缺氧，形成低血氧症，而诱发高血压、心率失常、心绞痛等。一般鼾症患者会有清晨头痛，白天嗜睡疲劳，伴反复严重打鼾，睡眠不安稳症状。鼾症病人多有血氧含量下降，容易导致心脑血管疾病的发生。

五官科疾病

穴位 特效穴位包括大椎、印堂、天突。

1 首先灸这里 ▼	**2** 其次灸这里 ▼	**3** 最后灸这里 ▼
大椎	**印堂**	**天突**
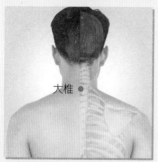	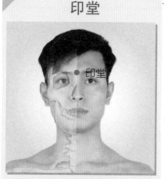	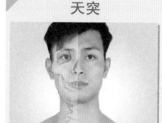
位于后正中线上，第七颈椎棘突下凹陷中。	位于额部，两眉头之中间。	位于颈部，当前正中线上，胸骨上窝中央。
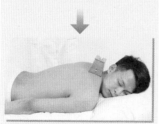	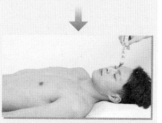	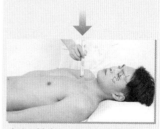
点燃艾灸盒灸治大椎穴10～15分钟，以出现循经感传、气至病所为佳。	点燃艾条，用艾条悬灸法灸治印堂穴10～15分钟，以皮肤温热而无灼痛感为度。	点燃艾条，用艾条悬灸法灸治天突穴10～15分钟，以皮肤温热而无灼痛感为度。

扫一扫
跟着视频同步学

皮肤科疾病

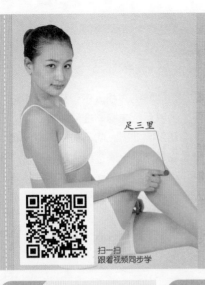

足三里

扫一扫
跟着视频同步学

痤疮

○痤疮是美容皮肤科最常见的病症，又叫"青春痘"、"粉刺"、"毛囊炎"，多发于面部。痤疮的发病原因较复杂，与多种因素有关，如饮食结构不合理、精神紧张、内脏功能紊乱、生活环境不佳、某些微量元素缺乏、遗传因素、大便秘结等。

穴位 特效穴位包括中脘、合谷、足三里。再加上曲池(见030页)、丰隆(见046页)效果会更佳。

1 首先灸这里 ▼ 中脘

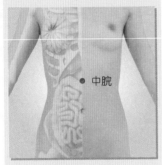

中脘

位于上腹部，前正中线上，当脐中上4寸。

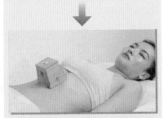

点燃艾灸盒灸治中脘穴15～20分钟，以皮肤温热而无灼痛感为度。

2 其次灸这里 ▼ 合谷

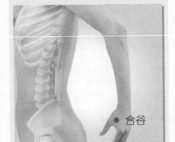

合谷

位于手背，第一、二掌骨之间，约当第二掌骨桡侧中点处。

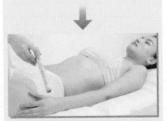

点燃艾条，用艾条回旋灸法灸治合谷穴10～15分钟，以皮肤温热而无灼痛感为度。

3 最后灸这里 ▼ 足三里

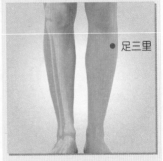

足三里

位于小腿前外侧，当犊鼻下3寸，距胫骨前缘一横指(中指)。

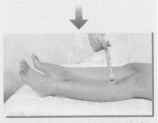

点燃艾条，用艾条回旋灸法灸治足三里穴10～15分钟，以皮肤温热而无灼痛感为度。

脚气

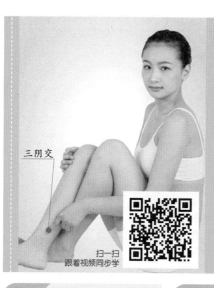

三阴交

扫一扫
跟着视频同步学

○脚气俗称"香港脚"，是一种常见的感染性皮肤病，主要由真菌感染引起，常见的主要致病菌是红色毛癣菌。好发于足跖部和趾间，皮肤癣菌感染也可延及到足跟及足背。成人中70%～80%的人有脚气，其主要症状是足跖部和脚趾间瘙痒、脱皮、起疱、真菌传播等，甚至引起手癣。

穴位 特效穴位包括阳陵泉、三阴交、涌泉。再加上足三里(见022页)效果会更佳。

1	2	3
首先灸这里	其次灸这里	最后灸这里
▼	▼	▼
阳陵泉	**三阴交**	**涌泉**

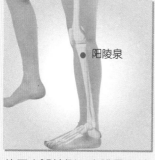

阳陵泉

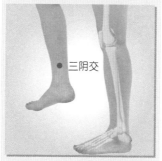

三阴交

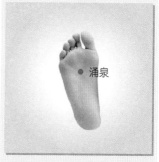

涌泉

位于小腿外侧，当腓骨头前下方凹陷处。

位于小腿内侧，当足内踝尖上3寸，胫骨内侧缘后方。

位于足底部，约当足底二、三趾趾缝纹头端与足跟连线的前1/3与后2/3交点上。

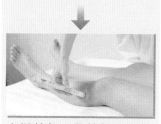

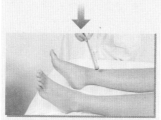

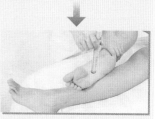

点燃艾条，用艾条回旋灸法灸治阳陵泉穴10～15分钟，以皮肤温热而无灼痛感为度。

点燃艾条，用艾条温和灸法灸治三阴交穴10～15分钟，以出现循经感传、气至病所为佳。

点燃艾条，用艾条悬灸法灸治涌泉穴10～15分钟，以皮肤温热而无灼痛感为度。

皮肤科疾病

丹毒

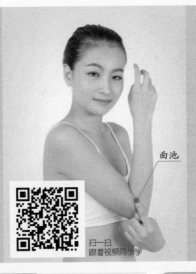

曲池

扫一扫
跟着视频同步学

○丹毒是一种累及真皮浅层淋巴管的皮肤病，主要致病菌为A组β溶血性链球菌。诱发因素为手术伤口或外耳道、耳垂下方、鼻孔、阴茎、肛门和趾间的裂隙。

穴位 特效穴位包括曲池、阳陵泉、商丘。再加上合谷(见041页)、足三里(见022页)效果会更佳。若发现压痛点即阿是穴，可用艾条灸治10分钟。

---

1 首先灸这里 ▼ 曲池

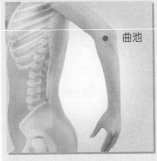

曲池

屈肘，位于横纹头外端凹陷处，尺泽与肱骨外上髁连线之中点。

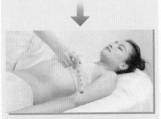

点燃艾条，用艾条悬灸法灸治曲池穴10～15分钟，以皮肤温热潮红为度。

2 其次灸这里 ▼ 阳陵泉

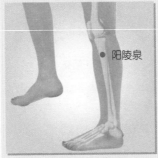

阳陵泉

位于小腿外侧，当腓骨头前下方凹陷处。

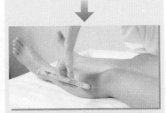

点燃艾条，用艾条回旋灸法灸治阳陵泉穴10～15分钟，以出现循经感传、气至病所为佳。

3 最后灸这里 ▼ 商丘

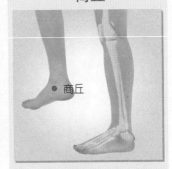

商丘

位于足内踝前下方凹陷中，当舟骨结节与内踝尖连线的中点处。

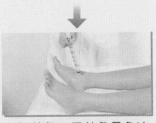

点燃艾条，用艾条悬灸法灸治商丘穴10～15分钟，以皮肤温热潮红为度。

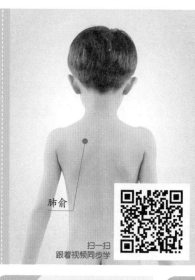

小儿感冒

○小儿感冒即为小儿上呼吸道急性感染，简称上感。大部分患儿感冒是以病毒入侵为主，此外也可能是支原体或细菌感染。小儿感冒分为风寒感冒和风热感冒。风寒感冒主要症状为发热轻、恶寒重、头痛、鼻塞等。风热感冒主要症状为发热重、恶寒轻、大便干、小便黄，检查可见扁桃体肿大、咽部充血等。

肺俞

扫一扫
跟着视频同步学

穴位 特效穴位包括神阙、涌泉、肺俞。再加上中府（见130页）效果更佳。

儿科疾病

1 首先灸这里
▼ 神阙

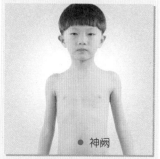

神阙

位于腹中部，脐中央。

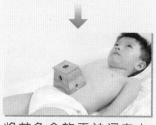

将艾灸盒放于神阙穴上灸治10分钟，以穴位上皮肤潮红为度。

2 其次灸这里
▼ 涌泉

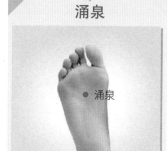

涌泉

位于足底部，约当足底二、三趾趾缝纹头端与足跟连线的前1/3与后2/3交点上。

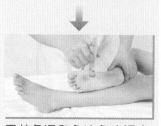

用艾条温和灸法灸治涌泉穴5分钟，以有温热舒适感为宜。

3 最后灸这里
▼ 肺俞

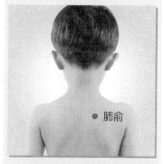

肺俞

位于背部，当第三胸椎棘突下，旁开1.5寸。

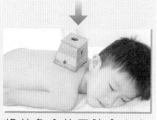

将艾灸盒放于肺俞穴上灸治10分钟，以局部温热舒适为宜。

小儿咳嗽

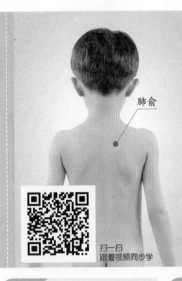

肺俞

○小儿咳嗽是小儿呼吸系统疾病之一。当呼吸道有异物或受到过敏性因素的刺激时，即会引起咳嗽。此外，呼吸系统疾病大部分都会引起呼吸道急、慢性炎症，均可引起咳嗽。根据患儿病程可分为急性、亚急性和慢性咳嗽。

扫一扫
跟着视频同步学

穴位 特效穴位包括列缺、孔最、肺俞。

1 首先灸这里 ▼ 列缺

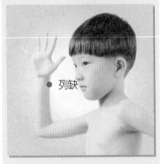

列缺

位于前臂桡侧缘，桡骨茎突上方，腕横纹上1.5寸，当肱桡肌与拇长展肌腱之间。

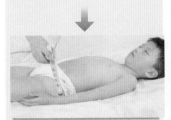

点燃艾条，用艾条回旋灸法灸治列缺穴5~10分钟，以皮肤温热潮红为度。

2 其次灸这里 ▼ 孔最

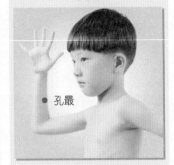

孔最

位于前臂掌面桡侧，当尺泽与太渊连线上，腕横纹上7寸。

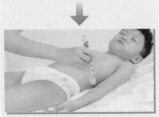

点燃艾条，用艾条回旋灸法灸治孔最穴5~10分钟，以患儿感觉舒适、皮肤潮红为度。

3 最后灸这里 ▼ 肺俞

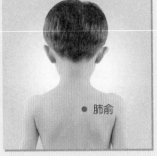

肺俞

位于背部，当第三胸椎棘突下，旁开1.5寸。

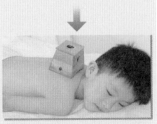

点燃艾灸盒灸治肺俞穴10分钟，以穴位上皮肤潮红为度。

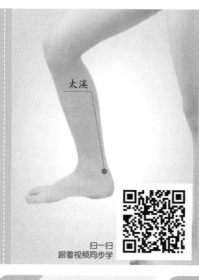

小儿发热

○小儿发热是小儿许多疾病的一个共同症状。临床一般伴有面赤唇红、烦躁不安。只要小儿体温超过正常的体温37.3℃即为发热。小儿正常体温是36～37.3℃，低度发热体温介于37.3～38℃，若体温高、发热持续时间过长，应及早就医。

扫一扫
跟着视频同步学

穴位　特效穴位包括神阙、太溪、涌泉。

儿科疾病

---

1 首先灸这里
▼
神阙

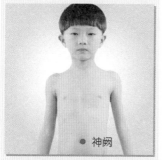

位于腹中部，脐中央。

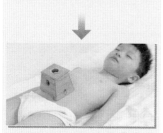

点燃艾灸盒灸治神阙穴10分钟，以穴位上皮肤潮红为度。

---

2 其次灸这里
▼
太溪

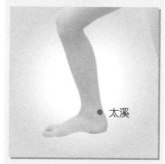

位于足内侧，内踝后方与脚跟骨筋腱之间的凹陷处。

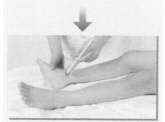

点燃艾条，用艾条温和灸法灸治太溪穴10分钟，以皮肤温热潮红为度。

---

3 最后灸这里
▼
涌泉

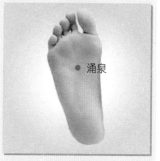

位于足底部，约当足底二、三趾趾缝纹头端与足跟连线的前1/3与后2/3交点上。

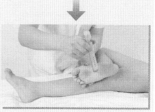

点燃艾条，用艾条温和灸法对着涌泉穴施灸，每次灸10分钟，以皮肤温热潮红为度。

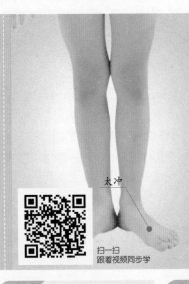

太冲

扫一扫
跟着视频同步学

小儿口疮

〇小儿口疮是因小儿口腔不卫生或饮食不当，或因身体原因造成的舌尖或口腔黏膜产生炎症导致溃烂，而导致小儿进食不畅的疾病。常见症状有：在口腔内唇、舌、颊黏膜、齿龈等处出现白色或淡黄色大小不等的溃烂点，常伴有烦躁不安。

穴位 特效穴位包括足三里、太冲、涌泉。再加上太溪(见174页)效果会更佳。

---

1 首先灸这里 ▼
足三里

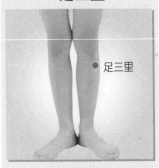

足三里

位于小腿前外侧，当犊鼻下3寸，距胫骨前缘一横指(中指)。

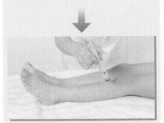

点燃艾条，用艾条温和灸法灸治足三里穴，以穴位上皮肤潮红为度，每次灸10分钟。

---

2 其次灸这里 ▼
太冲

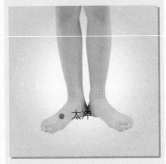

太冲

位于足背侧，当第一跖骨间隙后方凹陷处。

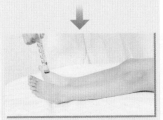

点燃艾条，用艾条温和灸法灸治太冲穴，每次灸10分钟，以穴位上皮肤潮红为度。

---

3 最后灸这里 ▼
涌泉

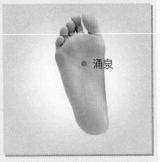

涌泉

位于足底部，约当足底二、三趾趾缝纹头端与足跟连线的前1/3与后2/3交点上。

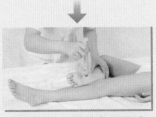

点燃艾条，用艾条温和灸法灸治涌泉穴10分钟，以皮肤出现红晕为度。

小儿扁桃体炎

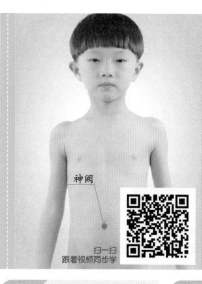

神阙

扫一扫
跟着视频同步学

○小儿扁桃体炎是一种小儿常见病，4～6岁的小儿发病率较高。扁桃体位于扁桃体隐窝内，是人体呼吸道的第一道免疫器官。但它的防御能力只能达到一定的效果，当吸入的病原微生物数量较多或毒力较强时，就会引起相应的临床症状，发生炎症。

穴位 特效穴位包括神阙、太渊、大椎。再加上涌泉(见155页)效果会更佳。

---

1 首先灸这里 ▼ **神阙**	**2** 其次灸这里 ▼ **太渊**	**3** 最后灸这里 ▼ **大椎**
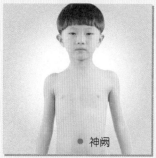 神阙	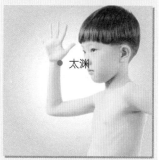 太渊	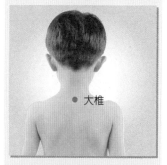 大椎
位于腹中部，脐中央。	位于腕掌侧横纹桡侧，桡动脉搏动处。	位于后正中线上，第七颈椎棘突下凹陷中。
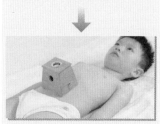	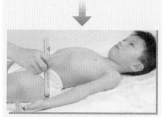	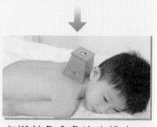
点燃艾灸盒灸治神阙穴10分钟，以穴位上皮肤潮红为度。	点燃艾条，用艾条温和灸法灸治太渊穴10分钟，以皮肤出现红晕为度。	点燃艾灸盒灸治大椎穴10分钟，以穴位上皮肤潮红为度。

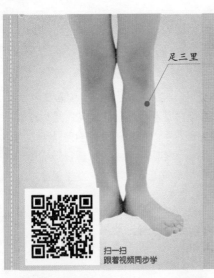

足三里

扫一扫
跟着视频同步学

小儿咽炎

○小儿咽炎是指小儿因咽部黏膜、黏膜下组织和淋巴组织病变引起的急性炎症，通常由于患儿免疫力下降，病原菌趁虚而入引发咽炎。咽炎常见症状有：初起时咽部干燥、灼热，继而出现咽痛、唾液增多，咽部呈慢性充血，咽部可有各种不适感觉。

穴位 特效穴位包括神阙、足三里、涌泉。再加上三阴交(见159页)效果会更佳。

---

1 首先灸这里 ▼ 神阙	2 其次灸这里 ▼ 足三里	3 最后灸这里 ▼ 涌泉

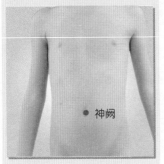

神阙

位于腹中部，脐中央。

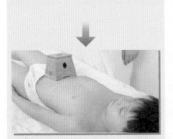

点燃艾灸盒灸治神阙穴10分钟，以穴位上皮肤潮红为度。

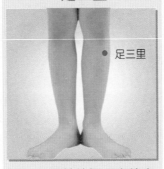

足三里

位于小腿前外侧，当犊鼻下3寸，距胫骨前缘一横指(中指)。

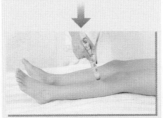

点燃艾条，用艾条温和灸法灸治足三里穴10分钟，以患儿感觉舒适、皮肤潮红为度。

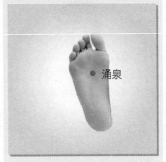

涌泉

位于足底部，约当足底二、三趾趾缝纹头端与足跟连线的前1/3与后2/3交点上。

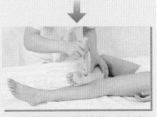

点燃艾条，用艾条温和灸法灸治涌泉穴10分钟，以皮肤出现红晕为度。

小儿夜啼

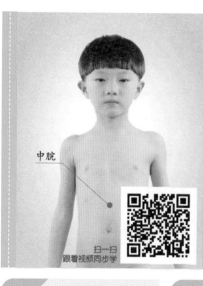

中脘

扫一扫
跟着视频同步学

○小儿夜啼，常见于6个月以内的哺乳期婴幼儿，多因受惊或身体不适所引起。主要表现为婴儿长期夜间烦躁不安，啼哭不停，或时哭时止，辗转难睡，天明始见转静，日间则一切如常。中医认为本病多因小儿脾寒，神气未充，心火上乘，惊恐，食积等所致。

穴位 特效穴位包括百会、中脘、三阴交。再加上神阙(见158页)、涌泉(见155页)效果会更佳。

儿科疾病

1 首先灸这里 ▼ 百会

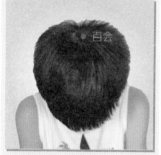

百会

位于头部，当前发际正中直上5寸，或两耳尖连线的中点处。

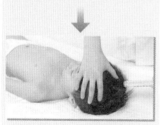

点燃艾条，用艾条温和灸法灸治百会穴10分钟，以皮肤温热而无灼痛感为度。

2 其次灸这里 ▼ 中脘

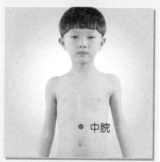

中脘

位于上腹部，前正中线上，当脐中上4寸。

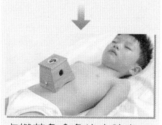

点燃艾灸盒灸治中脘穴10分钟，以穴位上皮肤潮红为度。

3 最后灸这里 ▼ 三阴交

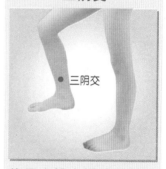

三阴交

位于小腿内侧，当足内踝尖上3寸，胫骨内侧缘后方。

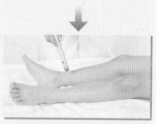

点燃艾条，用艾条温和灸法灸治三阴交穴10分钟，以皮肤温热而无灼痛感为度。

儿科疾病

小儿哮喘

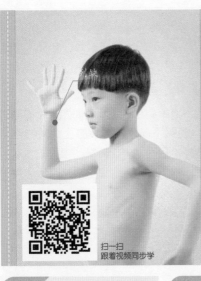

扫一扫
跟着视频同步学

○小儿哮喘是小儿时期常见的慢性呼吸系统疾病，主要以呼吸困难为特征。本病常反复发作，迁延难愈，病因较为复杂，危险因素很高，通常发病常与环境因素有关。临床表现为反复发作性喘息、呼吸困难、气促、胸闷或咳嗽。本病多为多基因遗传性疾病，约20%病人有家族史。

穴位 特效穴位包括神阙、列缺、足三里。再加上三阴交（见159页）、涌泉（见155页）效果会更佳。

---

1 首先灸这里 ▼ 神阙

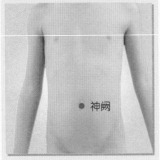

位于腹中部，脐中央。

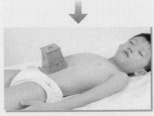

点燃艾灸盒灸治神阙穴10分钟，以穴位上皮肤潮红为度。

2 其次灸这里 ▼ 列缺

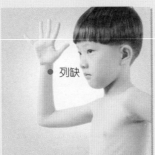

位于前臂桡侧缘，桡骨茎突上方，腕横纹上1.5寸，当肱桡肌与拇长展肌腱之间。

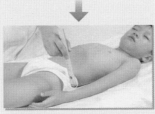

点燃艾条，用艾条温和灸法灸治列缺穴10分钟，以患儿感觉舒适、皮肤潮红为度。

3 最后灸这里 ▼ 足三里

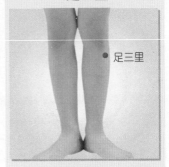

位于小腿前外侧，当犊鼻下3寸，距胫骨前缘一横指（中指）。

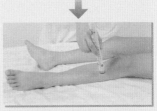

点燃艾条，用艾条温和灸法灸治足三里穴10分钟，以患儿感觉舒适、皮肤潮红为度。

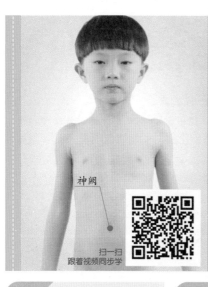

神阙

扫一扫
跟着视频同步学

小儿惊风

○小儿惊风又称"小儿惊厥"，是小儿时期常见的一种危重病症，其临床症状多以抽搐伴高热、昏迷为主。常见于5岁以下的小儿，年龄越小，发病率越高。一旦发病往往比较凶险，变化快，威胁生命。小儿惊风以清热、豁痰、镇惊为治疗原则。

穴位 特效穴位包括百会、神阙、太冲。再加上关元(见176页)、涌泉(见155页)效果会更佳。

儿科疾病

---

1 首先灸这里 ▼

百会

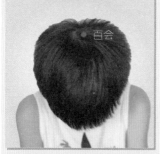

位于头部，当前发际正中直上5寸，或两耳尖连线的中点处。

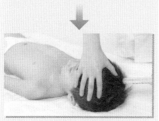

点燃艾条，用艾条温和灸法灸治百会穴10分钟，以皮肤温热而无灼痛感为度。

---

2 其次灸这里 ▼

神阙

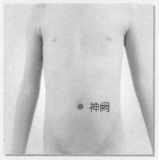

位于腹中部，脐中央。

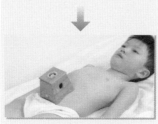

点燃艾灸盒灸治神阙穴10分钟，以穴位上皮肤潮红为度。

---

3 最后灸这里 ▼

太冲

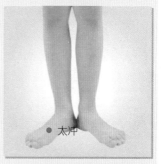

位于足背侧，当第一跖骨间隙的后方凹陷处。

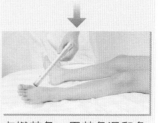

点燃艾条，用艾条温和灸法灸治太冲穴10分钟，以皮肤温热潮红为度。

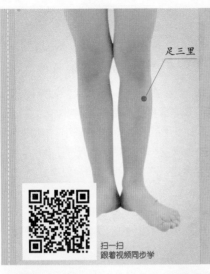

足三里

小儿流鼻血

○小儿流鼻血是常见的临床症状之一，主要是因为鼻腔黏膜中的微细血管分布较为浓密，且敏感而脆弱，容易破裂导致出血。引起偶尔流鼻血的原因有上火、心情焦虑，或鼻子被异物撞击、人为殴打等。鼻出血也可由鼻腔本身疾病引起。

扫一扫
跟着视频同步学

穴位 特效穴位包括神阙、足三里、太冲。

1 首先灸这里 ▽ 神阙

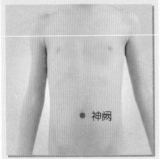

神阙

位于腹中部，脐中央。

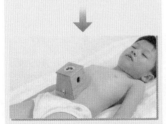

点燃艾灸盒灸治神阙穴10分钟，以穴位上皮肤潮红为度。

2 其次灸这里 ▽ 足三里

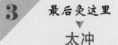
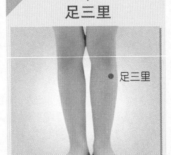

足三里

位于小腿前外侧，当犊鼻下3寸，距胫骨前缘一横指（中指）。

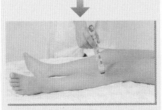

点燃艾条，用艾条温和灸法灸治足三里穴10分钟，以患儿感觉舒适、皮肤潮红为度。

3 最后灸这里 ▽ 太冲

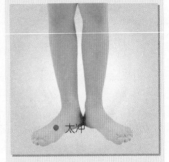

太冲

位于足背侧，当第一跖骨间隙的后方凹陷处。

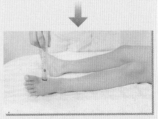

点燃艾条，用艾条温和灸法灸治太冲穴10分钟，以皮肤温热潮红为度。

小儿厌食

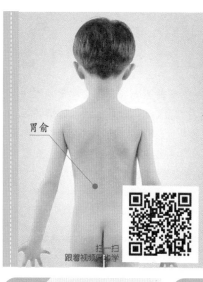

胃俞

○小儿厌食症表现为小儿长时间食欲减退或消失，以进食量减少为其主要特征，是一种慢性消化性功能紊乱综合征。常见于1～6岁的小儿，因不喜进食很容易导致小儿营养不良、贫血、佝偻病及免疫力低下等，严重者还会影响身体和智力发育。

扫一扫
跟着视频同步学

穴位 特效穴位包括中脘、足三里、胃俞。再加上神阙(见162页)、脾俞(见165页)效果会更佳。

儿科疾病

1 首先灸这里 ▼ **中脘**

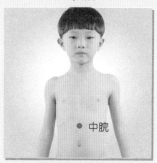

位于上腹部，前正中线上，当脐中上4寸。

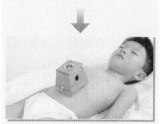

点燃艾灸盒灸治中脘穴10分钟，以穴位上皮肤潮红为度。

2 其次灸这里 ▼ **足三里**

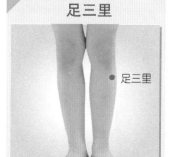

位于小腿前外侧，当犊鼻下3寸，距胫骨前缘一横指(中指)。

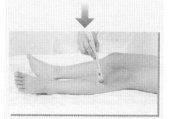

点燃艾条，用艾条温和灸法灸治足三里穴10分钟，以患儿感觉舒适、皮肤潮红为度。

3 最后灸这里 ▼ **胃俞**

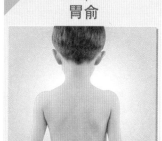

位于背部，当第十二胸椎棘突下，旁开1.5寸。

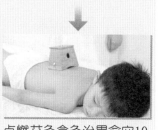

点燃艾灸盒灸治胃俞穴10分钟，以穴位上皮肤潮红为度。

儿科疾病

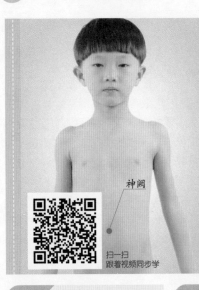

神阙

扫一扫
跟着视频同步学

小儿消化不良

○小儿消化不良是由饮食不当或非感染性原因引起的小儿肠胃疾患。在临床上有以下症状：如餐后饱胀，偶有呕吐、哭闹不安等。这些症状都会影响患儿进食，导致身体营养摄入不足，发生营养不良概率较高，对小儿生长发育也会造成一定影响。

穴位 特效穴位包括中脘、神阙、足三里。

---

1 首先灸这里
▼ 中脘

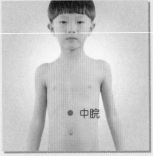

中脘

位于上腹部，前正中线上，当脐中上4寸。

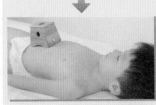

点燃艾灸盒灸治中脘穴10分钟，以穴位上皮肤潮红为度。

2 其次灸这里
▼ 神阙

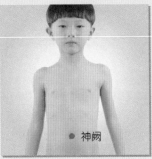

神阙

位于腹中部，脐中央。

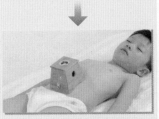

点燃艾灸盒灸治神阙穴10分钟，以穴位上皮肤潮红为度。

3 最后灸这里
▼ 足三里

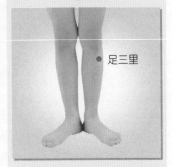

足三里

位于小腿前外侧，当犊鼻下3寸，距胫骨前缘一横指(中指)。

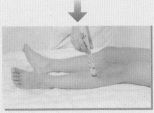

点燃艾条，用艾条温和灸法灸治足三里穴10分钟，以患儿感觉舒适、皮肤潮红为度。

小儿流涎

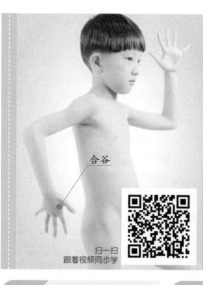

合谷

扫一扫
跟着视频同步学

○小儿流涎症，俗称"流口水"，是一种唾液增多的症状。多见于6个月至1岁半左右的小儿，其原因有生理的和病理的两种。病理因素常见于口腔和咽部黏膜炎症、面神经麻痹、脑炎后遗症等所致的唾液分泌过多，吞咽不利等。

儿科疾病

穴位 特效穴位包括脾俞、合谷、足三里。再加上涌泉(见156页)效果会更佳。

1 首先灸这里 ▼ 脾俞

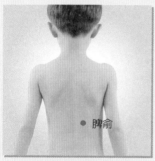

脾俞

位于背部，当第十一胸椎棘突下，旁开1.5寸。

将艾炷点燃，在脾俞穴上涂抹适当的凡士林后，将燃着的艾炷粘置在脾俞穴上灸治3~4壮。

2 其次灸这里 ▼ 合谷

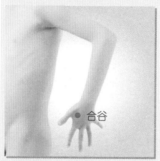

合谷

位于手背，第一、二掌骨间，当第二掌骨桡侧的中点处。

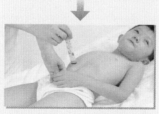

点燃艾条，用艾条温和灸法灸治合谷穴10分钟，以皮肤温热而无灼痛感为度。

3 最后灸这里 ▼ 足三里

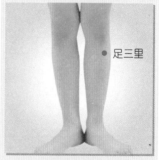

足三里

位于小腿前外侧，当犊鼻下3寸，距胫骨前缘一横指(中指)。

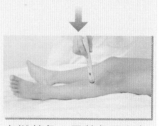

点燃艾条，用艾条温和灸法灸治足三里穴10分钟，以患儿感觉舒适、皮肤潮红为度。

小儿便秘

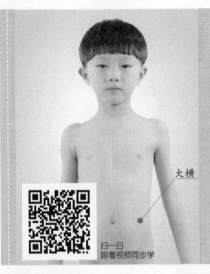

大横

扫一扫
跟着视频同步学

○小儿便秘是指患儿1周内排便次数少于3次的病症。新生儿正常排便为出生1周后1天排便4～6次，3～4岁的小儿排便次数1天1～2次为正常。小儿便秘严重者可影响到儿童的记忆力和智力发育，还可能导致遗尿、大小便失禁等症状。

穴位 特效穴位包括大横、支沟、太溪。再加上足三里（见170页）、命门（见176页）、大肠俞（见022页）效果会更佳。

---

1 首先灸这里 ▼
大横

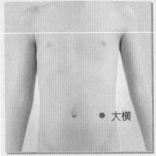

大横

位于腹中部，距脐中4寸。

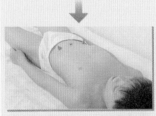

将艾炷点燃，在大横穴上涂抹适量的凡士林后，将艾炷粘置在大横穴上灸治3～4壮。

---

2 其次灸这里 ▼
支沟

支沟

位于前臂，当阳池与肘尖的连线上，腕背横纹上3寸。

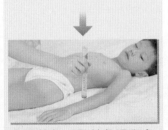

点燃艾条，用艾条温和灸法灸治支沟穴10分钟，以患儿感觉舒适、皮肤潮红为度。

---

3 最后灸这里 ▼
太溪

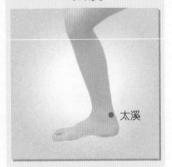

太溪

位于足内侧，内踝后方与脚跟骨筋腱之间的凹陷处。

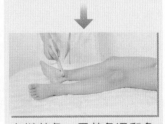

点燃艾条，用艾条温和灸法灸治太溪穴10分钟，以皮肤温热潮红为度。

小儿腹泻

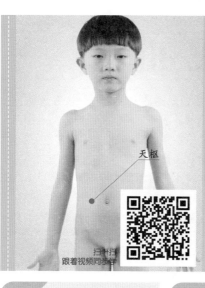

○小儿腹泻多见于2岁以下的婴幼儿，是小儿常见病之一。可由饮食不当或肠道细菌感染或病毒感染引起，以大便次数增多、腹胀肠鸣、粪便酸腐臭秽，或粪质稀薄及出现黏液等为其主要临床表现。

扫一扫
跟着视频同步学

穴位　特效穴位包括天枢、上巨虚、三阴交。再加上中脘(见170页)、神阙(见171页)、关元(见175页)、足三里(见170页)、脾俞(见165页)、肾俞(见173页)效果会更佳。

儿科疾病

---

1 首先灸这里
▼
天枢

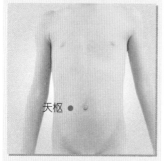

位于腹中部，距脐中2寸。

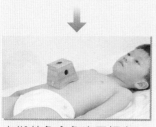

点燃艾灸盒灸治天枢穴10分钟，以穴位上皮肤潮红为度。

---

2 其次灸这里
▼
上巨虚

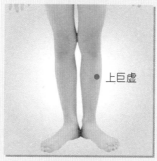

位于小腿前外侧，当犊鼻下6寸，距胫骨前缘一横指(中指)。

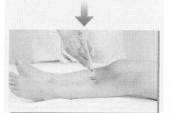

点燃艾条，用艾条回旋灸法灸治上巨虚穴10分钟，以皮肤温热而无灼痛感为度。

---

3 最后灸这里
▼
三阴交

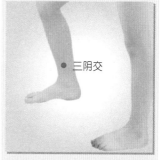

位于小腿内侧，当足内踝尖上3寸，胫骨内侧缘后方。

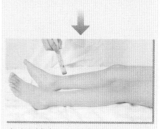

点燃艾条，用艾条温和灸法灸治三阴交穴10分钟，以热感循经传导、气至病所为佳。

儿科疾病

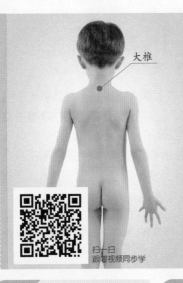

扫一扫
跟着视频同步学

小儿疝气

〇疝气即人体组织或器官一部分离开了原来的部位，通过人体间隙、缺损或薄弱部位进入另一部位的状态。小儿疝气首先影响的是消化系统，主要表现为呕吐、厌食、腹痛、便秘等症状。小儿疝气主要出现在腹股沟区，可以看到或摸到肿块。

穴位 特效穴位包括神阙、大椎、八髎。再加上关元(见175页)、命门(见176页)效果会更佳。

---

1 首先灸这里
▼
神阙

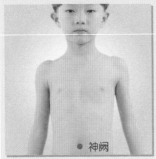

位于腹中部，脐中央。

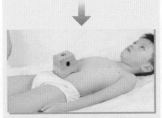

点燃艾灸盒灸治神阙穴10分钟，以穴位上皮肤潮红为度。

---

2 其次灸这里
▼
大椎

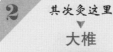
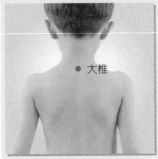

位于后正中线上，第七颈椎棘突下凹陷中。

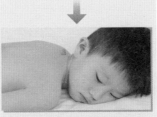

涂抹适当的凡士林于大椎穴上，点燃艾炷粘置在穴位上灸治3~4壮。

---

3 最后灸这里
▼
八髎

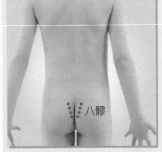

分为上髎、次髎、中髎、下髎，左右共八个，分别在第一、第二、第三、第四骶后孔中。

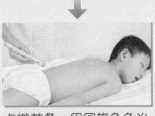

点燃艾条，用回旋灸灸治八髎穴10分钟，以穴位上皮肤潮红为度。

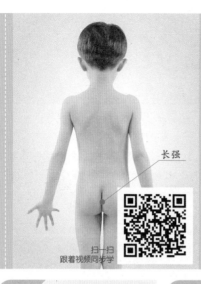

长强

扫一扫
跟着视频同步学

小儿脱肛

○小儿脱肛是指小儿直肠甚至部分结肠不在正常
生理位置，移位脱出肛门外的病症，一般多见于
1岁~4岁的小儿。用力排便、剧烈咳嗽、经常腹泻
等因素都会引起脱肛。小儿发生脱肛后须及早治
疗、加强护理，增强直肠、肛门组织的收缩力。

穴位 特效穴位包括百会、神阙、长强。
再加上足三里(见170页)效果会更佳。

1 首先灸这里 ▼ **百会**	**2** 其次灸这里 ▼ **神阙**	**3** 最后灸这里 ▼ **长强**
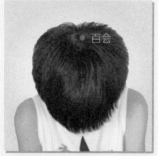	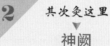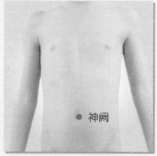	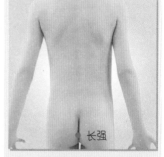
位于头部，当前发际正中直上5寸，或两耳尖连线的中点处。	位于腹中部，脐中央。	位于尾骨端下，当尾骨端与肛门连线的中点处。
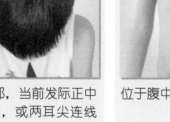	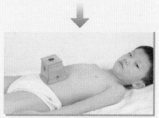	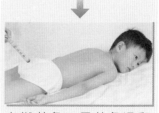
点燃艾条，用艾条温和灸法灸治百会穴10分钟，以皮肤温热而无灼痛感为度。	点燃艾灸盒灸治神阙穴10分钟，以穴位上皮肤潮红为度。	点燃艾条，用艾条温和灸法灸治长强穴10分钟，以皮肤温热而无灼痛感为度。

儿科疾病

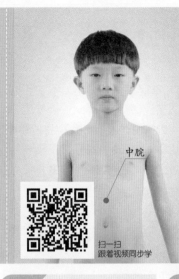

中脘

扫一扫
跟着视频同步学

小儿贫血

○小儿贫血是儿童时期较为常见的一种症状，一般是由缺铁所致，临床表现为烦躁不安、哭闹、厌食、腹胀、营养不良和易感冒，严重者甚至影响智力发育。中医认为，小儿脾胃运化功能尚未发育完全，水谷精华运化成气血的能力较差，故而导致贫血。

穴位 特效穴位包括中脘、足三里、三阴交。再加上神阙(见171页)效果会更佳。

1 首先灸这里 ▼ 中脘

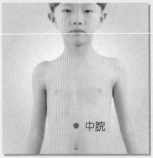

中脘

位于上腹部，前正中线上，当脐中上4寸。

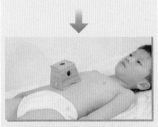

点燃艾灸盒灸治中脘穴10分钟，以穴位上皮肤潮红为度。

2 其次灸这里 ▼ 足三里

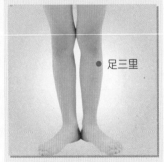

足三里

位于小腿前外侧，当犊鼻下3寸，距胫骨前缘一横指(中指)。

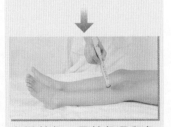

点燃艾条，用艾条温和灸法灸治足三里穴10分钟，以患儿感觉舒适、皮肤潮红为度。

3 最后灸这里 ▼ 三阴交

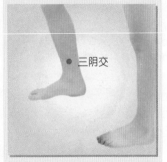

三阴交

位于小腿内侧，当足内踝尖上3寸，胫骨内侧缘后方。

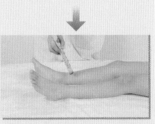

点燃艾条，用艾条温和灸法灸治三阴交穴10分钟，以热感循经传导、气至病所为佳。

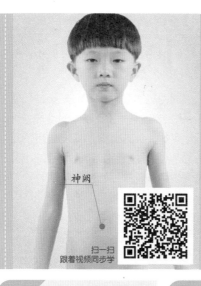

小儿脑炎后遗症

○小儿脑炎后遗症是小儿脑炎治疗后还残留神经、精神方面的症状，以病毒性脑炎最为常见。该病病情轻重不等，轻者可治愈，严重者可危及生命。由于病毒的种类不同，脑炎的表现也就多种多样，通常都有不同程度的头痛、呕吐、困倦多睡等症状。

神阙

扫一扫
跟着视频同步学

儿科疾病

穴位　特效穴位包括百会、神阙、大椎。再加上关元(见175页)效果会更佳。

1 首先灸这里 ▼ **百会**	**2** 其次灸这里 ▼ **神阙**	**3** 最后灸这里 ▼ **大椎**
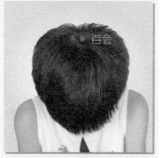 百会	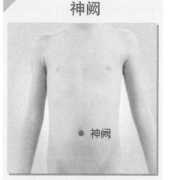 神阙	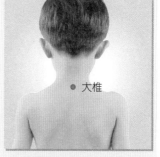 大椎
位于头部，当前发际正中直上5寸，或两耳尖连线的中点处。	位于腹中部，脐中央。	位于后正中线上，第七颈椎棘突下凹陷中。
↓	↓	↓
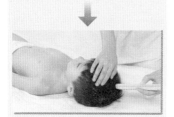	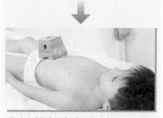	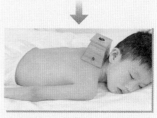
点燃艾条，用艾条温和灸法灸治百会穴10分钟，以皮肤温热而无灼痛感为度。	点燃艾灸盒灸治神阙穴10分钟，以穴位上皮肤潮红为度。	点燃艾灸盒灸治大椎穴10分钟，以穴位上皮肤潮红为度。

儿科疾病

小儿佝偻病

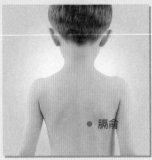

膈俞

〇小儿佝偻病，民间俗称"软骨病"，是一种以骨骼生长发育障碍和肌肉松弛为主要表现的慢性营养缺乏疾病。多见于3岁以下的小孩，其发病原因是先天营养不足、喂养不当、维生素D缺乏等。小儿佝偻病最初多表现为精神、神经方面的症状。

扫一扫
跟着视频同步学

穴位　特效穴位包括膈俞、气海、足三里。再加上肺俞(见154页)、心俞(见023页)、三阴交(见170页)效果会更佳。

1 首先灸这里 ▼ 膈俞

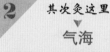

膈俞

位于背部，当第七胸椎棘突下，旁开1.5寸。

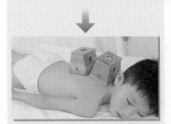

点燃艾灸盒灸治肺俞穴、膈俞穴10分钟，以穴位上皮肤潮红为度。

2 其次灸这里 ▼ 气海

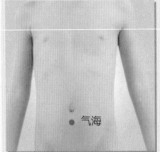

气海

位于下腹部，前正中线上，当脐中下1.5寸。

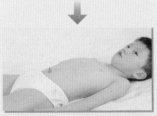

在气海穴上涂抹适量的凡士林，点燃艾炷粘置在穴位上灸治3～4壮。

3 最后灸这里 ▼ 足三里

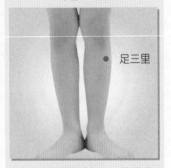

足三里

位于小腿前外侧，当犊鼻下3寸，距胫骨前缘一横指(中指)。

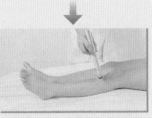

点燃艾条，用艾条温和灸法灸治足三里穴10分钟，以患儿感觉舒适、皮肤潮红为度。

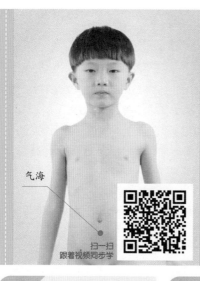

小儿多动症

○小儿多动症即注意缺陷障碍，与同龄儿童相比，患儿有明显的注意力不集中、易受干扰、活动过度等特征。小儿多动症是儿童时期最常见的行为障碍，通常于6岁前起病，很多患儿症状可持续到青春期。

气海

扫一扫
跟着视频同步学

穴位　特效穴位包括气海、足三里、肾俞。再加上关元（见175页）、三阴交（见170页）、脾俞（见165页）效果会更佳。

儿科疾病

1　首先灸这里
▼ 气海

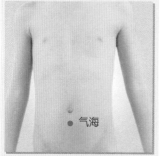

气海

位于下腹部，前正中线上，当脐中下1.5寸。

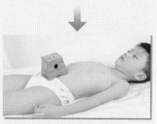

点燃艾灸盒灸治气海穴10分钟，以穴位上皮肤潮红为度。

2　其次灸这里
▼ 足三里

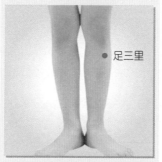

足三里

位于小腿前外侧，当犊鼻下3寸，距胫骨前缘一横指（中指）。

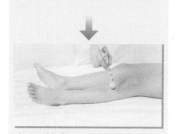

点燃艾条，用艾条温和灸法灸治足三里穴10分钟，以热感循经传导、气至病所为佳。

3　最后灸这里
▼ 肾俞

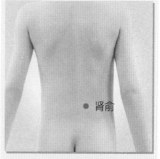

肾俞

位于腰部，当第二腰椎棘突下，旁开1.5寸。

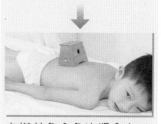

点燃艾灸盒灸治肾俞穴10分钟，以穴位上皮肤潮红为度。

儿科疾病

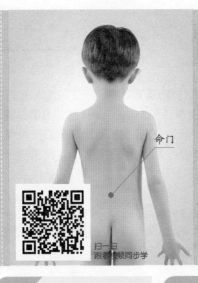

命门

扫一扫
跟着视频同步学

小儿遗尿

○小儿遗尿是指小儿睡梦中小便自遗，醒后方觉的病症，多见于3岁以下的儿童。若3岁以上的小儿1个月内尿床次数达到3次以上，就属于不正常了，医学上之称为"遗尿症"，一般是男孩多于女孩。

穴位 特效穴位包括百会、命门、太溪。再加上关元(见175页)、足三里(见172页)、三阴交(见170页)效果会更佳。

1 首先灸这里 ▼ 百会	2 其次灸这里 ▼ 命门	3 最后灸这里 ▼ 太溪
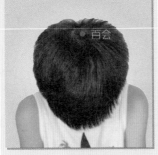 百会	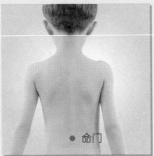 命门	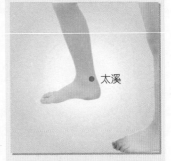 太溪
位于头部，当前发际正中直上5寸，或两耳尖连线的中点处。	位于腰部，当后正中线上，第二腰椎棘突下凹陷中。	位于足内侧，内踝后方与脚跟骨筋腱之间的凹陷处。
↓	↓	↓
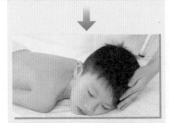	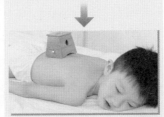	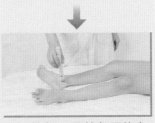
点燃艾条，用艾条温和灸法灸治百会穴10分钟，以皮肤温热而无灼痛感为度。	点燃艾灸盒灸治命门穴10分钟，以穴位上皮肤潮红为度。	点燃艾条，用艾条回旋灸法灸治太溪穴10分钟，以皮肤温热潮红为度。

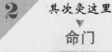

儿科疾病

小儿冻疮

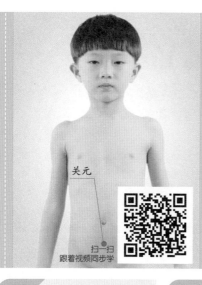

关元

扫一扫
跟着视频同步学

○小儿冻疮是由于寒冷的天气刺激体表血管，使局部血液循环不良，发生瘀血而造成的局部组织损伤。小孩在冬季或立春季节最容易患小儿冻疮，常见于手背、脚跟、手指、脚趾、小腿、鼻头等部位。平常应避免寒冷潮湿的环境，保持足部干燥。

穴位 特效穴位包括百会、关元、太渊。再加上合谷(见165页)、足三里(见172页)、大椎(见157页)、命门(见174页)效果会更佳。

1 首先灸这里 ▼ 百会

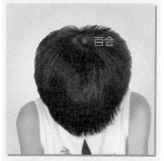

百会

位于头部，当前发际正中直上5寸，或两耳尖连线的中点处。

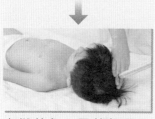

点燃艾条，用艾条温和灸法灸治百会穴10分钟，以皮肤温热而无灼痛感为度。

2 其次灸这里 ▼ 关元

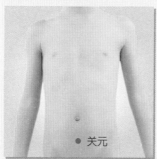

关元

位于下腹部，前正中线上，当脐中下3寸。

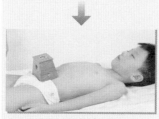

点燃艾灸盒放于关元穴上灸治10分钟，以穴位上皮肤潮红为度。

3 最后灸这里 ▼ 太渊

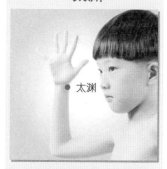

太渊

位于腕掌侧横纹桡侧端，桡动脉搏动处。

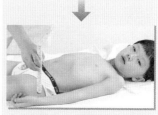

点燃艾条，用艾条回旋灸法灸治太渊穴10~15分钟，以皮肤温热而无灼痛感为度。

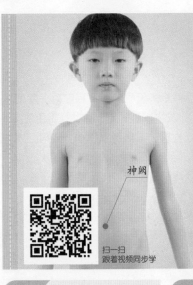

小儿盗汗

○小儿盗汗是指小孩在睡熟时全身出汗，醒则汗止的病症。对于生理性盗汗一般不主张药物治疗，而是采取相应的措施，去除生活中导致汗出的因素。中医认为，汗为心液，若盗汗长期不止，心肾元气耗伤将十分严重，多主张积极治疗其病的根源。

扫一扫
跟着视频同步学

穴位 特效穴位包括神阙、关元、命门。再加上肾俞(见190页)效果会更佳。

1 首先灸这里 ▼ 神阙

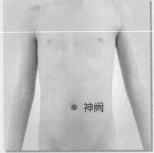

位于腹中部，脐中央。

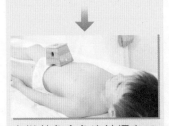

点燃艾灸盒灸治神阙穴10分钟，以穴位上皮肤潮红为度。

2 其次灸这里 ▼ 关元

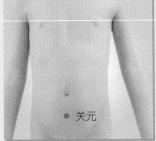

位于下腹部，前正中线上，当脐中下3寸。

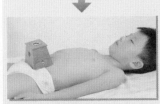

点燃艾灸盒灸治关元穴10分钟，以热感循经传导、气至病所为佳。

3 最后灸这里 ▼ 命门

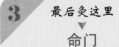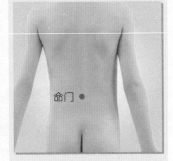

位于腰部，当后正中线上，第二腰椎棘突下凹陷中。

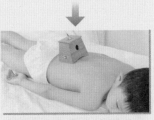

点燃艾灸盒灸治命门穴10分钟，以穴位上皮肤潮红为度。

儿科疾病

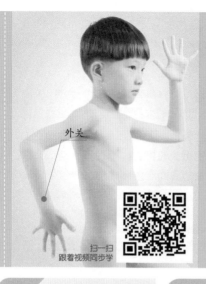

外关

扫一扫
跟着视频同步学

小儿落枕

○小儿落枕在临床上并不多见，但是它的发病机理却跟成人基本相似。小儿落枕常因感受寒凉或睡姿不良等所致，以颈项强痛和转侧不利为主症。主要因患侧胸锁乳突肌、斜方肌和肩胛提肌经脉闭阻、血脉不通、局部肌肉痉挛所致。

穴位 特效穴位包括大椎、外关、落枕。再加上列缺(见154页)效果会更佳。

1 首先灸这里
▼
大椎

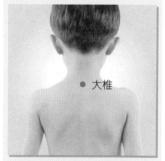

● 大椎

位于后正中线上，第七颈椎棘突下。

↓

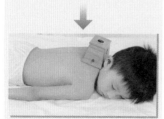

点燃艾灸盒灸治大椎穴10分钟，以穴位上皮肤潮红为度。

2 其次灸这里
▼
外关

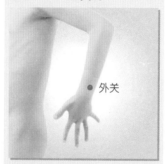

● 外关

位于前臂背侧，当阳池与肘尖的连线上，腕背横纹上2寸，尺骨与桡骨之间。

↓

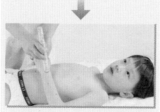

点燃艾条，用艾条回旋灸法灸治外关穴10～15分钟，以穴位上皮肤潮红为度。

3 最后灸这里
▼
落枕

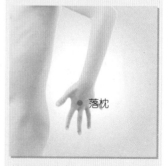

● 落枕

位于手背侧，当第二、第三掌骨之间，掌指关节后约0.5寸处。

↓

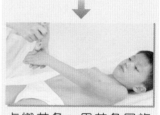

点燃艾条，用艾条回旋灸法灸治落枕穴10～15分钟，以穴位上皮肤潮红为度。

儿科疾病

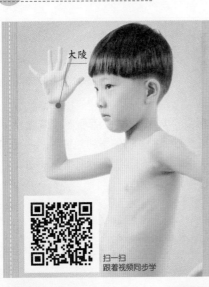

大陵

小儿失眠

○小儿失眠是指小儿经常性睡眠不安或难以入睡、易醒等，导致小儿睡眠不足的病症。常伴有精神状况不佳、反应迟钝、疲劳乏力等问题。婴幼儿失眠的原因一般是饥饿或过饱、睡前过于兴奋或嘈杂、因与亲密抚养者分离而产生焦虑感。

穴位 特效穴位包括关元、大陵、三阴交。再加上涌泉(见155页)效果会更佳。

扫一扫
跟着视频同步学

---

1 首先灸这里
▼
关元

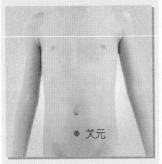

关元

位于下腹部，前正中线上，当脐中下3寸。

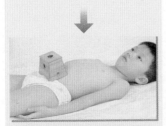

点燃艾灸盒灸治关元穴10分钟，以热感循经传导、气至病所为佳。

---

2 其次灸这里
▼
大陵

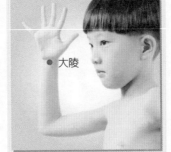

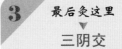
大陵

位于腕掌横纹的中点处，当掌长肌腱与桡侧腕屈肌腱之间。

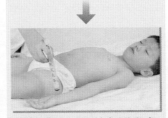

点燃艾条，用艾条温和灸法灸治大陵穴10分钟，以皮肤温热潮红为度。

---

3 最后灸这里
▼
三阴交

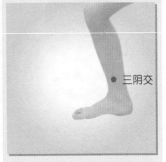

三阴交

位于小腿内侧，当足内踝尖上3寸，胫骨内侧缘后方。

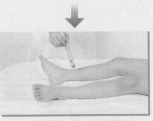

点燃艾条，用艾条温和灸法灸治三阴交穴10分钟，以热感循经传导，气至病所为佳。

小儿湿疹

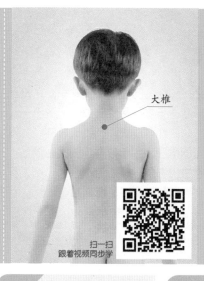

大椎

○小儿湿疹是一种变态反应性皮肤病，即平常说的过敏性皮肤病，主要是对食入物、吸入物或接触物不耐受或过敏所致。患有湿疹的孩子起初皮肤发红，出现皮疹，继之皮肤粗糙、脱屑，抚摸孩子的皮肤如同触摸在砂纸上一样。

儿科疾病

扫一扫
跟着视频同步学

穴位 特效穴位包括神阙、足三里、大椎。再加上三阴交(见178页)、脾俞(见165页)效果会更佳。

1 首先灸这里 ▼ 神阙	**2** 其次灸这里 ▼ 足三里	**3** 最后灸这里 ▼ 大椎
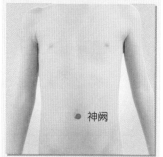 神阙	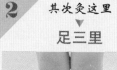 足三里 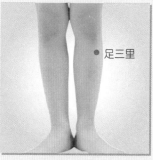	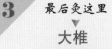 大椎 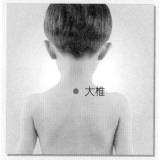
位于腹中部，脐中央。	位于小腿前外侧，当犊鼻下3寸，距胫骨前缘一横指(中指)。	位于后正中线上，第七颈椎棘突下凹陷中。
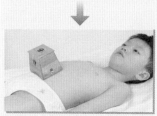	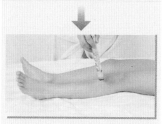	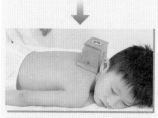
点燃艾灸盒灸治神阙穴10分钟，以穴位上皮肤潮红为度。	点燃艾条，用艾条温和灸法灸治足三里穴10分钟，以患儿感觉舒适、皮肤潮红为度。	点燃艾灸盒灸治大椎穴10分钟，以穴位上皮肤潮红为度。

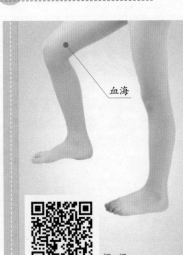

血海

扫一扫
跟着视频同步学

小儿荨麻疹

○小儿荨麻疹是一种常见的过敏性皮肤病，在接触过敏原的时候，会在身体不特定的部位，冒出一块块形状、大小不一的红色斑块，产生斑块的这些部位，会发生发痒的情形。引起荨麻疹的原因很多，细菌、病毒、寄生虫都可以成为过敏原，花粉、灰尘、化学物质，甚至有的食物也能成为过敏原。

穴位　特效穴位包括关元、血海、足三里。再加上三阴交(见178页)效果会更佳。

1 首先灸这里 ▼ 关元

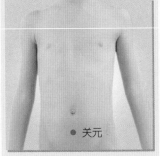

● 关元

位于下腹部，前正中线上，当脐中下3寸。

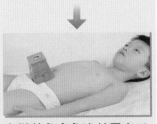

点燃艾灸盒灸治关元穴10分钟，以热感循经传导、气至病所为佳。

2 其次灸这里 ▼ 血海

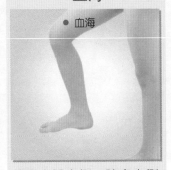

● 血海

位于大腿内侧，髌底内侧端上2寸，当股四头肌内侧头的隆起处。

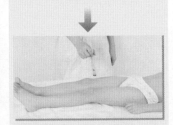

点燃艾条，用艾条温和灸法灸治血海穴10分钟，以患儿感觉舒适、皮肤潮红为度。

3 最后灸这里 ▼ 足三里

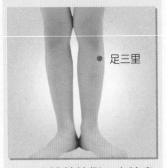

● 足三里

位于小腿前外侧，当犊鼻下3寸，距胫骨前缘一横指(中指)。

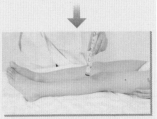

点燃艾条，用艾条温和灸法灸治足三里穴10分钟，以患儿感觉舒适、皮肤潮红为度。

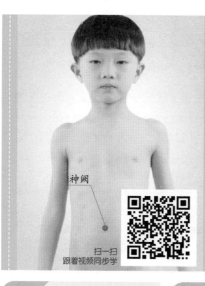

神阙

扫一扫
跟着视频同步学

小儿红眼病

○小儿红眼病在医学上称为急性结膜炎，是由细菌或病毒感染引起的，主要通过接触传染，一般在夏秋季发病率比较高。主要临床表现有小儿双眼红肿、发痒、流泪、眼屎多，但一般不影响视力，如果不及时治疗，则有可能转成慢性结膜炎。

穴位　特效穴位包括神阙、太冲、涌泉。

儿科疾病

---

1 首先灸这里
▼
神阙

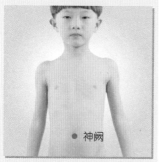

神阙

位于腹中部，脐中央。

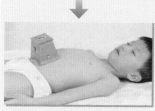

点燃艾灸盒灸治神阙穴10分钟，以穴位上皮肤潮红为度。

---

2 其次灸这里
▼
太冲

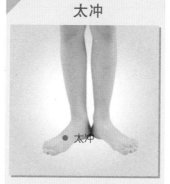

太冲

位于足背侧，当第一跖骨间隙的后方凹陷处。

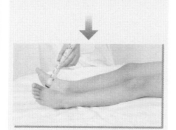

点燃艾条，用艾条温和灸法灸治太冲穴10分钟，以皮肤温热潮红为度。

---

3 最后灸这里
▼
涌泉

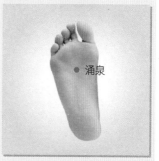

涌泉

位于足底部，约当足底二、三趾趾缝纹头端与足跟连线的前1/3与后2/3交点上。

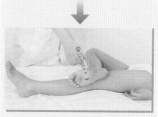

点燃艾条，用艾条温和灸法灸治涌泉穴，每次灸10分钟，以患儿感觉舒适、皮肤潮红为度。

儿科疾病

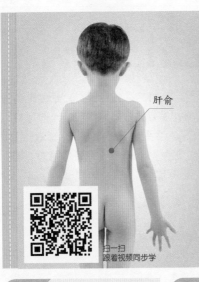

肝俞

扫一扫
跟着视频同步学

小儿近视眼

○小儿近视是屈光不正的一种。和成人近视的特点有所不同，小儿近视指发病为儿童时期，具有调节异常、进展性、易受多因素干扰的特点。近年来许多证据表明环境和遗传因素共同参与了近视的发生。

穴位 ⃝ 特效穴位包括肝俞、合谷、光明。再加上肾俞(见190页)效果会更佳。

1　首先灸这里 ▽ 肝俞

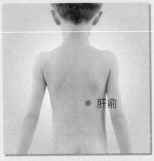
肝俞

位于背部，当第九胸椎棘突下，旁开1.5寸。

↓

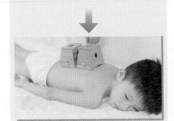

点燃艾灸盒灸治肝俞穴、肾俞穴10分钟，以穴位上皮肤潮红为度。

2　其次灸这里 ▽ 合谷

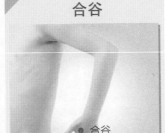
合谷

位于手背，第一、二掌骨之间，约当第二掌骨之中点。

↓

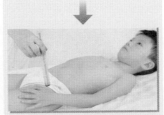

点燃艾条，用艾条温和灸法灸治合谷穴10分钟，以皮肤温热而无灼痛感为度。

3　最后灸这里 ▽ 光明

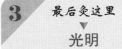
光明

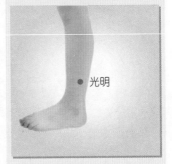

位于小腿外侧，当外踝尖上5寸，腓骨前缘。

↓

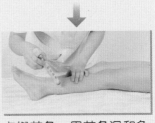

点燃艾条，用艾条温和灸法灸治光明穴10分钟，以穴位上皮肤潮红为度。

小儿牙痛

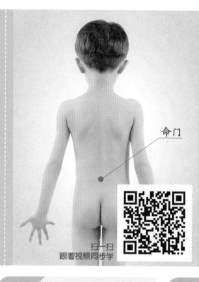

命门

扫一扫
跟着视频同步学

○小儿牙痛是指小儿牙齿由内因或外因而引起的疼痛，痛时往往伴有不同程度的牙龈肿胀，一般6岁左右的儿童患病较多，因为乳牙开始脱落。一般来说，牙痛和龋齿也有很大关系，而龋齿产生的主要原因是没有养成良好的卫生习惯，从而导致牙痛。

穴位　特效穴位包括命门、足三里、涌泉。再加上肾俞(见190页)效果会更佳。

---

1 首先灸这里 ▼ 命门

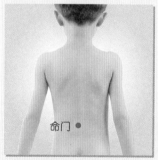

命门

位于腰部，当后正中线上，第二腰椎棘突下凹陷中。

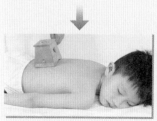

用艾灸盒灸治命门穴10分钟，以皮肤潮红为度。

2 其次灸这里 ▼ 足三里

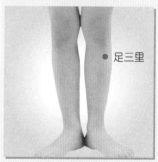

足三里

位于小腿前外侧，当犊鼻下3寸，距胫骨前缘一横指(中指)。

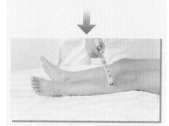

点燃艾条，用艾条温和灸法灸治足三里穴10分钟，以患儿感觉舒适、皮肤潮红为度。

3 最后灸这里 ▼ 涌泉

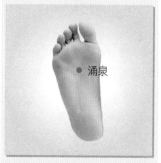

涌泉

位于足底部，约当足底二、三趾趾缝纹头端与足跟连线的前1/3与后2/3交点上。

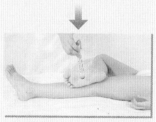

点燃艾条，用艾条温和灸法灸治涌泉穴，每次灸10分钟，以患儿感觉舒适、皮肤潮红为度。

小儿鼻炎

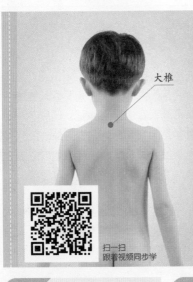

大椎

○小儿鼻炎是指小儿鼻腔黏膜和黏膜下组织出现的炎症，从发病的急缓及病程的长短来说，可分为急性鼻炎和慢性鼻炎。还有一种十分常见的与外界环境有关的鼻炎，即过敏性鼻炎。临床以鼻塞、流鼻涕、遇冷空气打喷嚏为主要症状。

扫一扫
跟着视频同步学

穴位 特效穴位包括神阙、三阴交、大椎。再加上关元(见185页)、足三里(见185页)效果会更佳。

1 首先灸这里 ▼ 神阙

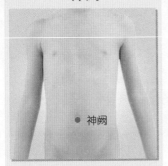

神阙

位于腹中部，脐中央。

⬇

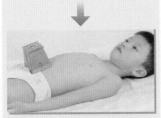

点燃艾灸盒灸治神阙穴10分钟，以穴位上皮肤潮红为度。

2 其次灸这里 ▼ 三阴交

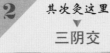

三阴交

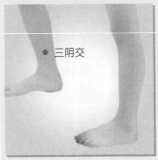

位于小腿内侧，当足内踝尖上3寸，胫骨内侧缘后方。

⬇

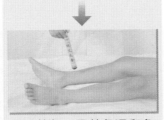

点燃艾条，用艾条温和灸法灸治三阴交穴10分钟，以热感循经传导，气至病所为佳。

3 最后灸这里 ▼ 大椎

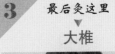

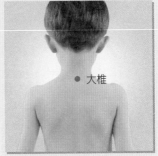

大椎

位于后正中线上，第七颈椎棘突下凹陷中。

⬇

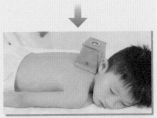

点燃艾灸盒灸治大椎穴10分钟，以穴位上皮肤潮红为度。

儿科疾病

小儿麻痹急性期

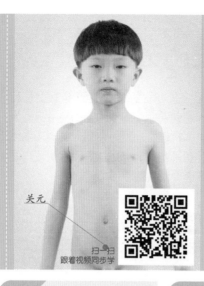

关元

扫一扫
跟着视频同步学

○小儿麻痹症又称脊髓灰质炎，是由脊髓灰质炎病毒引起的急性传染病。前期症状为发热、咳嗽、呕吐、腹泻等，持续3~4天。瘫痪前期主要症状为知觉过敏性疼痛，下肢局部会出现肌肉疼痛，发展至瘫痪期则出现四肢及面部肌肉无力。

穴位　特效穴位包括关元、足三里、大椎。再加上神阙(见184页)、三阴交(见184页)效果会更佳。

1 首先灸这里 ▼ 关元

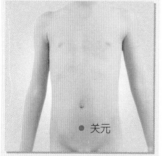

关元

位于下腹部，前正中线上，当脐中下3寸。

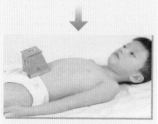

点燃艾灸盒灸治关元穴10分钟，以热感循经传导、气至病所为佳。

2 其次灸这里 ▼ 足三里

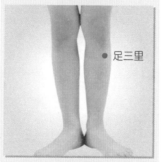

足三里

位于小腿前外侧，当犊鼻下3寸，距胫骨前缘一横指(中指)。

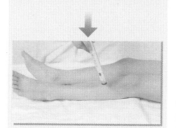

点燃艾条，用艾条温和灸法灸治足三里穴10分钟，以穴位上皮肤潮红为度。

3 最后灸这里 ▼ 大椎

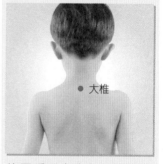

大椎

位于后正中线上，第七颈椎棘突下凹陷中。

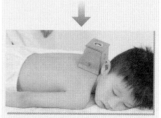

点燃艾灸盒灸治大椎穴10分钟，以穴位上皮肤潮红为度。

儿科疾病

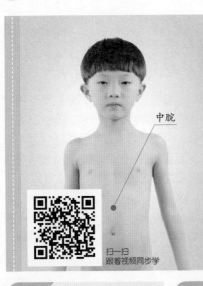

中脘

扫一扫
跟着视频同步学

小儿肠梗阻

○小儿肠梗阻是指小儿肠管内或肠管外的病变引起肠内容物通过障碍的病症。一般引起肠梗阻的原因有两大类，一类叫机械性肠梗阻，另一类叫功能性肠梗阻。前者多由肠粘连、肠扭转等原因所致；后者则多由消化不良、肠炎等原因引起。

穴位 特效穴位包括中脘、列缺、足三里。再加上神阙(见184页)效果会更佳。

---

1 首先灸这里 ▼ **中脘**

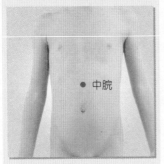

中脘

位于上腹部，前正中线上，当脐中上4寸。

↓

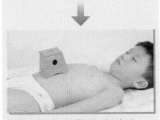

点燃艾灸盒灸治中脘穴10分钟，以穴位上皮肤潮红为度。

---

2 其次灸这里 ▼ **列缺**

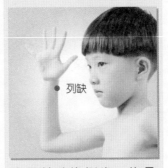

列缺

位于前臂桡侧缘，桡骨茎突上方，腕横纹上1.5寸。当肱桡肌与拇长展肌腱之间。

↓

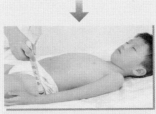

点燃艾条，用艾条温和灸法灸治列缺穴10分钟，以患儿感觉舒适、皮肤潮红为度。

---

3 最后灸这里 ▼ **足三里**

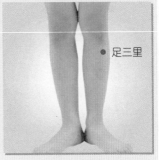

足三里

位于小腿前外侧，当犊鼻下3寸，距胫骨前缘一横指(中指)。

↓

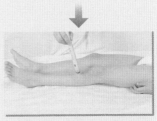

点燃艾条，用艾条温和灸法灸治足三里穴10分钟，以患儿感觉舒适、皮肤潮红为度。

小儿手足口病

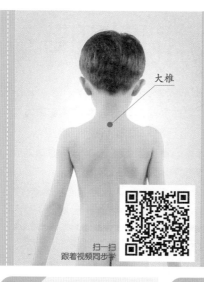

大椎

扫一扫
跟着视频同步学

◎小儿手足口病，又称"手足口综合征"，是一种儿童传染病，主要病源是肠道病毒。常见于5岁以下儿童。主要特征为手、足和口腔黏膜出现疱疹或破溃后形成溃疡。常见症状表现有发热，口腔黏膜、手掌或脚掌出现米粒大小的疱疹。

穴位 特效穴位包括关元、三阴交、大椎。再加上神阙（见184页）、足三里（见186页）、脾俞（见165页）、肾俞（见190页）效果会更佳。

---

1 首先灸这里 ▼ **关元**

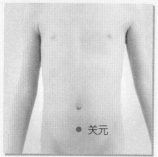

三阴交

位于下腹部，前正中线上，当脐中下3寸。

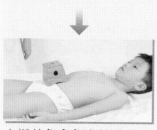

点燃艾灸盒灸治关元穴10分钟，以热感循经传导、气至病所为佳。

---

2 其次灸这里 ▼ **三阴交**

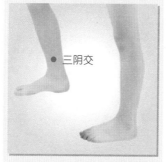

三阴交

位于小腿内侧，当足内踝尖上3寸，胫骨内侧缘后方。

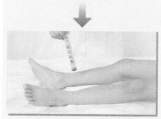

点燃艾条，用艾条温和灸法灸治三阴交穴10分钟，以热感循经传导，气至病所为佳。

---

3 最后灸这里 ▼ **大椎**

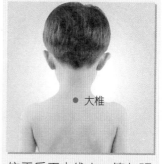

大椎

位于后正中线上，第七颈椎棘突下凹陷中。

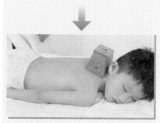

点燃艾灸盒灸治大椎穴10分钟，以穴位上皮肤潮红为度。

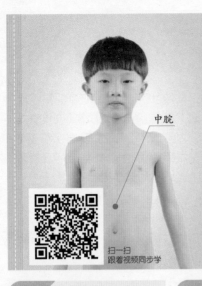

中脘

扫一扫
跟着视频同步学

小儿地方性甲状腺肿大

○小儿地方性甲状腺肿大主要因为缺碘，是一种地方性流行疾病。按地区分布可分为地方性和散发性两种，主要多见于远离沿海及海拔高的山区，土壤、水和食物中含碘量极少的地区。早期症状为甲状腺轻、中度弥漫性肿大，质软，无压痛。

穴位 特效穴位包括大椎、中脘、三阴交。再加上神阙（见184页）、关元（见187页）效果会更佳。

1 首先灸这里 ▼ 大椎	2 其次灸这里 ▼ 中脘	3 最后灸这里 ▼ 三阴交

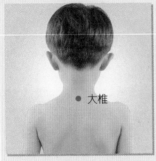

大椎

位于后正中线上，第七颈椎棘突下凹陷中。

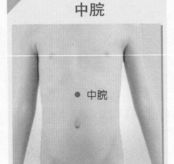

中脘

位于上腹部，前正中线上，当脐中上4寸。

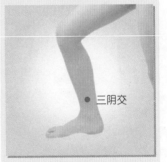

三阴交

位于小腿内侧，当足内踝尖上3寸，胫骨内侧缘后方。

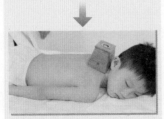

点燃艾灸盒灸治大椎穴10分钟，以穴位上皮肤潮红为度。

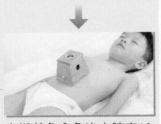

点燃艾灸盒灸治中脘穴10分钟，以穴位上皮肤潮红为度。

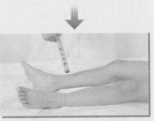

点燃艾条，用艾条温和灸法灸治三阴交穴10分钟，以热感循经传导、气至病所为佳。

小儿肥胖

○小儿肥胖是指小儿体重超过同性别、同年龄健康儿或同身高健康儿的平均水平，多见由于饮食过多所引起的单纯性肥胖，是一种常见的营养失衡现象。小儿肥胖与生活方式密切相关，主要与营养过盛、缺乏运动及家人溺爱有关。

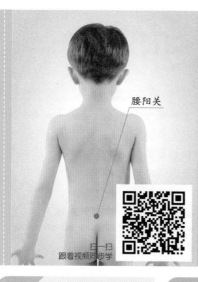

腰阳关

扫一扫
跟着视频同步学

穴位 特效穴位包括中脘、大椎、腰阳关。再加上关元(见187页)效果会更佳。

儿科疾病

---

1 首先灸这里
▼
中脘

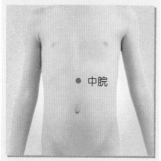

中脘

位于上腹部，前正中线上，当脐中上4寸。

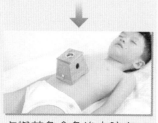

点燃艾灸盒灸治中脘穴10分钟，以穴位上皮肤潮红为度。

---

2 其次灸这里
▼
大椎

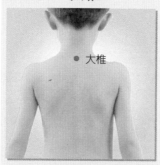

大椎

位于后正中线上，第七颈椎棘突下凹陷中。

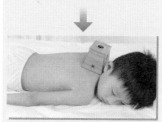

点燃艾灸盒灸治大椎穴10分钟，以穴位上皮肤潮红为度。

---

3 最后灸这里
▼
腰阳关

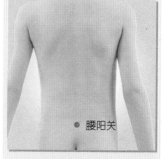

腰阳关

位于腰部，当后正中线上，第四腰椎棘突下凹陷中。

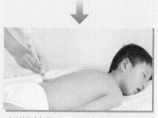

点燃艾条，用艾条温和灸法灸治腰阳关穴10分钟，以热感循经传导、气至病所为佳。

儿科疾病

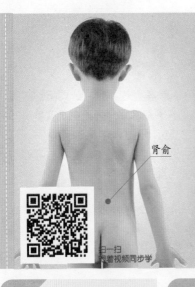

肾俞

扫一扫
跟着视频同步学

小儿疳积

○小儿疳积是由于进食不规律或由多种疾病因素影响所导致的慢性营养障碍性疾病，常见于1～5岁的儿童。其主要症状为疲乏无力、面黄肌瘦、烦躁爱哭、睡眠不安、食欲不振、体重逐渐减轻、毛发干枯稀疏等，严重者可影响智力发育。

穴位 特效穴位包括四缝、公孙、肾俞。再加上足三里(见186页)、脾俞(见165页)效果会更佳。

1 首先灸这里 ▼ 四缝

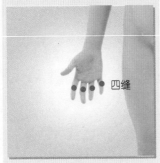

四缝

位于第二至第五指掌面，第一、第二节横纹中央。

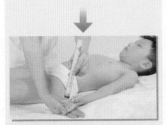

点燃艾条，用艾条回旋灸法灸治四缝穴10分钟，以皮肤出现红晕为度。

2 其次灸这里 ▼ 公孙

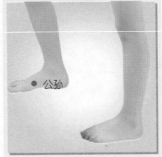

公孙

位于足内侧缘，当第一跖骨基底部前下方。

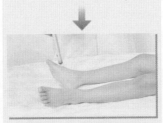

点燃艾条，用艾条温和灸法灸治公孙穴10分钟，以皮肤出现红晕为度。

3 最后灸这里 ▼ 肾俞

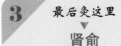

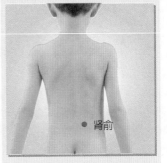

肾俞

位于腰部，当第二腰椎棘突下，旁开1.5寸。

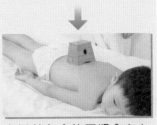

点燃艾灸盒放于肾俞穴上灸治10分钟，以穴位上皮肤潮红为度。

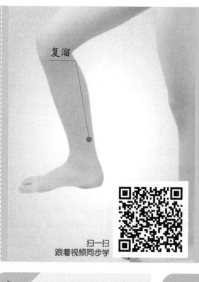

复溜

小儿肾盂肾炎

○小儿肾盂肾炎是由细菌感染导致肾盂、肾实质及肾盏组织病变。小儿肾盂肾炎分急性肾盂肾炎和慢性肾盂肾炎。急性肾盂肾炎起病急，发病快，伴高热、寒战、腹泻等症状。若是治疗不够彻底，或反复发作，可转为慢性肾盂肾炎。

扫一扫
跟着视频同步学

穴位 特效穴位包括复溜、涌泉、肾俞。再加上太溪(见155页)效果会更佳。

儿科疾病

1 首先灸这里 ▼ 复溜

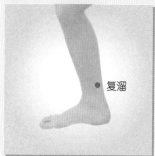

复溜

位于小腿内侧，太溪直上2寸，跟腱前方。

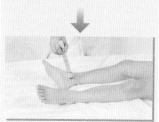

点燃艾条，用艾条回旋灸法灸治复溜穴、太溪穴10～15分钟，以有温热感为度。

2 其次灸这里 ▼ 涌泉

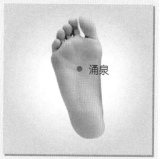

涌泉

位于足底部，约当足底二、三趾趾缝纹头端与足跟连线的前1/3与后2/3交点上。

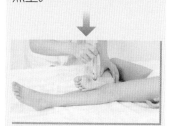

点燃艾条，用艾条温和灸法灸治涌泉穴，以穴位上皮肤潮红为度，每次灸10分钟。

3 最后灸这里 ▼ 肾俞

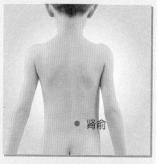

肾俞

位于腰部，当第二腰椎棘突下，旁开1.5寸。

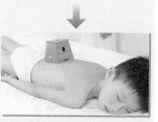

点燃艾灸盒放于肾俞穴上灸治10分钟，以穴位上皮肤潮红为度。

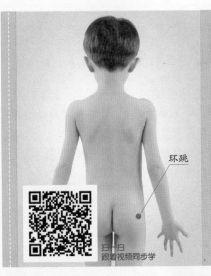

环跳

扫一扫
跟着视频同步学

小儿麻痹后遗症

○小儿麻痹症夏秋季最易发病，是一种严重的致残性疾病，严重者可造成终身肢体残疾，是由脊髓灰质炎病毒入侵脊髓、脑干细胞和脊神经，破坏神经细胞，造成肌肉弛缓性瘫痪的一种疾病。本病进入麻痹期，瘫痪可发于身体各部，常见于四肢，尤以下肢为多见，即为小儿麻痹后遗症。

穴位 特效穴位包括风市、阳陵泉、环跳。再加上足三里(见186页)、殷门(见139页)效果会更佳。

---

1 首先灸这里
▼ 风市

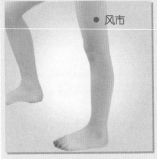

● 风市

位于大腿外侧部的中线上，当腘横纹上7寸。或直立垂手时，中指尖处。

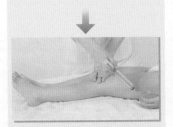

点燃艾条，用艾条温和灸法灸治风市穴10~15分钟，以皮肤温热潮红为度。

---

2 其次灸这里
▼ 阳陵泉

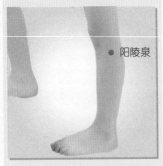

● 阳陵泉

位于小腿外侧，当腓骨头前下方凹陷处。

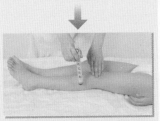

点燃艾条，用艾条回旋灸法灸治阳陵泉穴10~15分钟，以出现循经感传、气至病所为佳。

---

3 最后灸这里
▼ 环跳

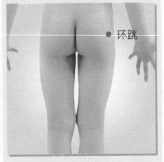

● 环跳

位于股骨大转子最凸点与骶管裂孔连线的外1/3与中1/3交点处。

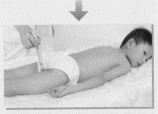

点燃艾条，用艾条回旋灸法灸治环跳穴、殷门穴10~15分钟，以皮肤温热潮红为度。